DMSO für Anfänger

Das hochwirksame Heilmittel welches Entzündungen heilt, Ihre Gesundheit verbessert, Gewebeschäden repariert und Schmerzen dauerhaft lindert. Inklusive detaillierten Anwendungsguide für Einsteiger.

Biohacking Academy

Inhaltsverzeichnis

Vorwort

Die Geschichte der Menschheit wird immer wieder durch bahnbrechende Erfindungen der Wissenschaft in andere Richtungen gelenkt. Oftmals ist es aber leider so, dass diese neuen Entdeckungen nicht immer in das Konzept großer Konzerne passen und diese befürchten müssen, einen Teil ihrer Umsätze zu verlieren. Diese Szenarien kommen beileibe nicht nur, aber auch im medizinischen Bereich vor. So ähnlich geht es auch dem DMSO, einer Chemikalie mit einem unglaublichen Potenzial. Das Wirkungsspektrum ist derart breit gefächert, dass es bei einer Vielzahl von Erkrankungen eingesetzt werden könnte. Tatsächlich jedoch ist die Lobby der Pharmaindustrie so groß, dass dieses beispielsweise in den USA nicht zu Therapiezwecken eingesetzt, ja noch nicht einmal weiter daran geforscht werden darf.

Dabei kann DMSO so viel Positives bewirken. Es hilft gegen Schmerzen jeglicher Art und wirkt antientzündlich, antibakteriell sowie auch antiviral. Dabei ist es einfach und finanziell günstig herzustellen, vielleicht ist das der Grund, warum sich die Entscheider im Pharmabereich sich so vehement gegen diese Substanz wehren: Es ist einfach nicht so viel Geld damit zu verdienen, wie mit unzähligen anderen Präparaten.

In Deutschland ist DMSO ebenfalls nicht als Medikament zugelassen, jedoch einfach im Handel zu beziehen. Stellt sich zuletzt noch die Frage, ob man sich tatsächlich trauen sollte, ohne ärztliche Begleitung, DMSO zu verwenden. Hierfür gehen wir wieder ein paar Jahre in der Geschichte zurück.

Glaubst du, dass deine Großeltern oder Urgroßeltern tatsächlich über Zeit und Muße verfügten, sich in ein völlig überfülltes Wartezimmer zu setzen, und dort einen halben Vormittag auf den Arzt ihres Vertrauens zu warten? Du ahnst die Antwort schon: nein, natürlich nicht. Unsere Vorfahren setzten vielmehr auf eine Fülle von überliefertem

Wissen und eine ordentliche Hausapotheke mit natürlichen Heilmitteln.

Erst später setzte ein Effekt ein, der mit gesundem Menschenverstand eigentlich nicht nachzuvollziehen ist. Nach und nach wurde die Verantwortung der eigenen Gesundheit in die Hände eines Mediziners gegeben, wodurch dieser schließlich zu einem „Halbgott in Weiß" avancierte, dem man besser nicht widersprach. Erst mit Zunahme alternativer Heilmethoden und Arzneien besannen die Menschen sich wieder auf eine unbedingte Eigenverantwortlichkeit sich und seinem Körper gegenüber. Das bedeutet natürlich nicht, gleich alle Ratschläge seines Hausarztes in den Wind zu schlagen, und seine Arzneien in einer Kräuterküche zusammenzumischen, trotzdem darf niemandem die ureigene Fähigkeit abgesprochen werden, selbst am besten zu wissen, was gut tut, und was nicht.

Dieses Buch ist geschrieben für Menschen, die sich ihrer Verantwortung sich selbst gegenüber bewusst sind, und die vielleicht bereits Erfahrungen mit alternativen Heilmethoden gemacht haben, sich aber erstmals mit dem Thema DMSO auseinandersetzen. Ich möchte damit einen Überblick über die Wirkungsweise, aber auch über Kontraindikationen geben, die wichtig sind, wenn man die Substanz für sich selbst entdecken und anwenden möchte. Du erfährst in diesem Buch alles über den Einkauf, die Lagerung und die Dosierung beziehungsweise Anwendung des Präparates und möglicherweise wird es dazu beitragen, dein Wohlbefinden zu erhöhen, Schmerzen und Entzündungen zu lindern, und ganz nebenbei deine Medikamentenkosten zu senken.

Ich wünsche dir nun viel Spaß beim Lesen, insbesondere aber neue Erkenntnisse und die Chance, deine Lebensqualität zu erhöhen.

Erstes Kapitel: Was verbirgt sich hinter dem Begriff DMSO?

DMSO ist ein Stoff, der schon mehr als einhundert Jahre bekannt ist. Als Heilmittel ist es denkbar einfach einzusetzen und eignet sich sowohl für stark schmerzende Erkrankungen als auch für ganz alltägliche Wehwehchen. Auch wenn der Name so klingt, DSMO wird nicht chemisch hergestellt, sondern aus Baumholz gewonnen. Es handelt sich um ein eher unspektakuläres Lösungsmittel, welches bei der Herstellung von Papier als Nebenprodukt entsteht. Der vollständige Name lautet Dimethylsulfoxid.

Als Lösungsmittel bindet es Fette und Wasser gleichermaßen gut. Diese Eigenschaft bezeichnet man als bipolar. Sie sorgt für eine vielseitige Verwendbarkeit insbesondere im industriellen Bereich, zum Beispiel, um Metalle von Fett zu befreien.

Oral verabreicht wird der Geschmack häufig als bitter beschrieben, der Geruch als nahezu neutral. Mischt man DMSO mit Wasser, erwärmt sich das Gemisch erheblich. DMSO darf nicht zu lange gelagert oder verunreinigt werden, da es in dem Fall einen scharfen Geruch entwickelt.

Einer der führenden Wissenschaftler, die an DMSO geforscht haben, bezeichnete diesen Stoff in einem seiner Vorträge als eine Art Zwilling von Wasser. Die Moleküle ähneln sich sehr in Form und Größe und in jeglicher Form verbinden sie sich hervorragend miteinander.

Während Wasser zwei Wasserstoffatome aufweist, sind es bei DMSO sogar sechs. Diese wirken in etwa wie Magnete, die andere Moleküle an sich binden, ohne diese zu verändern. Für den menschlichen Körper bedeutet dies, dass Zellwände für DMSO kein Problem darstellen und problemlos durchdrungen werden können. Da andere Moleküle sich mit DMSO leicht lösen lassen, werden sie quasi huckepack mitgenommen.

Als typisches Lösungsmittel ist DMSO leicht brennbar. Bereits bei gut achtzig Grad entwickelt es entzündliche Dampfgemische und bei 189 Grad beginnt DMSO bereits zu sieden. Es ist nicht ratsam, DMSO zu erwärmen, da es sich explosionsartig zersetzen kann, insbesondere, wenn Basen oder Säuren hinzukommen. In höheren Dosierungen ist DMSO ein Nerven- und Zellgift, mit dem du dich schwer vergiften und vor allem Nerven, Leber und Nieren erheblich schädigen kannst.

Zweites Kapitel: Wie wurde DMSO entdeckt?

Wie bereits erwähnt, wurden die Wirkungen von DMSO schon vor langer entdeckt, und zwar genau im Jahr 1866 durch einen russischen Wissenschaftler mit Namen Dr. Alexander Michailowitsch Saizew. Anhand unterschiedlicher Versuche stellte er fest, dass sich DMSO sehr gut mit anderen Stoffen verbindet. Die etwas ölige Konsistenz erinnerte ihn an Petroleum und legte den Schluss nahe, diese Substanz als Lösungsmittel, Entfetter oder Farbverdünner zu verwenden. Seine Erkenntnisse fanden jedoch in der breiten Öffentlichkeit wenig Beachtung, sodass DMSO schon nach kurzer Zeit wieder in Vergessenheit geriet.

Erst 1960 fand die Substanz erneut Beachtung, indem ein amerikanischer Chirurg feststellte, dass DMSO noch Einiges mehr kann, als nur als Lösungsmittel zu dienen. Dieser Chirurg namens Jacob war eigentlich auf der Suche nach einem guten Konservierungsmittel für Transplantationsorgane und begann, mit DMSO zu experimentieren. Dabei kam es zu einem eigentlich unerheblichen aber im Nachhinein gesehen folgenschweren Unfall. Er verschüttete etwas DMSO auf seiner Haut und bemerkte kurze Zeit später einen seltsamen Geschmack im Mund. Der Schluss war schnell gezogen, offensichtlich war der Stoff in kürzester Zeit durch seine Haut in die Blutbahn gelangt und hatte sich im ganzen Körper verteilt. Dieser Umstand erschien ihm durchaus geeignet, weiter erforscht zu werden.

In weiteren Forschungen zusammen mit anderen Wissenschaftlern wurde in der nachfolgenden Zeit eine Fülle neuer Erkenntnisse gewonnen. Zunächst an Pflanzen getestet stellte man fest, dass das DSMO ohne Probleme in jegliches Gewebe eindringen kann. Und nicht nur das, auch der Transport anderer Stoffe wurde mühelos möglich. Nach einer längeren Versuchsreihe an Pflanzen und Tieren wagte man sich letztendlich auch daran, DMSO an Menschen auszuprobieren, zunächst in Selbstversuchen der Wissenschaftler, später auch an Patienten. Im Laufe dieser Tests stellte sich heraus, dass dieser Stoff eine schier unerschöpfliche Wirkungsweise entfalten kann. Immer wenn die betroffene Stelle mit DSMO bestrichen wurde, stellte sich in kurzer Zeit eine erhebliche Verbesserung ein.

So konnten Kopfschmerzen, Schnupfen und Nebenhöhlenentzündungen sowie Verstauchungen wirkungsvoll behandelt werden. Außerdem schien DSMO keinerlei Nebenwirkungen zu entfalten. Allein der merkwürdige Geschmack sowie gelegentliche Ausschläge auf der Haut wurden registriert. Eine systematische Weiterforschung versetzte die Wissenschaft in Erstaunen. DMSO konnte Schmerzen lindern, die Durchblutung verbessern und Narbengewebe aufweichen. Außerdem wurde das Bakterienwachstum verringert. Damit gelang letztendlich der Durchbruch.

Trotz der wirklich beachtlichen Forschungsergebnisse fand die Substanz DSMO zunächst nur verhaltene Beachtung. Experten reagierten sogar äußerst skeptisch und zweifelten die Befunde ernsthaft an. Man hegte die Befürchtung, dass sich doch mehr Nebenwirkungen einstellen könnten, als bisher bekannt. Dabei muss beachtet werden, dass gerade erst wenige Jahre zuvor der Wirkstoff Thalidomid, besser bekannt unter der Bezeichnung Contergan, mit seinen verheerenden Folgen zu einem Pharmaskandal geführt hatte. Auch bei diesem Mittel schien es keine Nebenwirkungen zu geben. Zwischen 5.000 und 10.000 Kinder waren jedoch schließlich betroffen und sie alle leiden noch heute unter den Folgen. Ich denke, dass dir die Auswirkungen bekannt sind, und dass ich sie nicht weiter ausführen muss. Die Öffentlichkeit war von diesen schweren Vorfällen noch derart geschockt, dass sie mit den bis dahin gewonnenen Erkenntnissen zu DMSO äußerst vorsichtig umging und dem Thema eher ablehnend gegenüberstand.

Außerdem kam es im Jahr 1965 zu einem schweren Zwischenfall: Nach der Einnahme von DMSO verstarb eine Frau an einer allergischen Reaktion. Grund genug, dass die amerikanischen Behörden alle Studien sofort abbrechen ließen, obwohl nicht mit absoluter Sicherheit feststand, dass das DMSO tatsächlich ursächlich für den Tod der Frau war. Eine Autopsie, die genauen Aufschluss darüber gegeben hätte, fand nämlich nicht statt.

In Deutschland wurden die Forschungen und Ergebnisse zu DMSO natürlich aufmerksam verfolgt. Aber nach dem Verbot in Amerika erlosch auch hierzulande das Interesse daran.

Erst Anfang der 1980er-Jahre, als eine DMSO-haltige Sportsalbe auf den Markt gebracht wurde, erhöhte sich die Aufmerksamkeit wieder. Diese Salbe enthielt gerade einmal 15 % DMSO, ist aber noch heute unter dem Namen „Dolobene" im Handel erhältlich.

Drittes Kapitel: Verschwörungstheorie oder Tatsache?

Es stellt sich die Frage, warum DMSO nicht zugelassen wird und, obwohl es seit über 40 Jahren bekannt ist, so gut wie gar nicht zur Anwendung kommt. Verschwörungstheoretiker gehen davon aus, dass die Pharmaindustrie eine breiter gefächerte Anwendung boykottiert, da es in vielen Bereichen angewendet werden kann und zudem noch günstig herzustellen ist. Tatsache ist, dass DMSO aus den vorgenannten Gründen tatsächlich nicht wirklich attraktiv für die Pharmaindustrie zu sein scheint. Obwohl die Substanz seit einem Jahrhundert bekannt ist, fanden bislang keine modernen Studien, zum Beispiel Doppelblindstudien statt. Dies kann daran liegen, dass DMSO nach dieser langen Zeit nicht mehr patentierbar ist, da es halt keine Neuentdeckung mehr ist.

Das bedeutet, dass keine der führenden Pharmafirmen sich Alleinrechte auf die Verwendung verschaffen kann. Wer also jetzt damit beginnt, DMSO auf den Markt zu bringen, wird eine Fülle von Anbietern auf den Plan rufen, was die Preise und damit auch den Profit minimieren würde.

Soweit die Argumentation der „Verschwörungstheoretiker".

In der Realität sieht es jedoch so aus, dass die Durchführung einer Doppelblindstudie, bei der einer Gruppe der Wirkstoff, der anderen Gruppe ein Placebo verabreicht wird, sich als schwierig gestaltet.

Bereits kurz nach der Einnahme stellt sich ein typischer Geschmack ein, der schlecht zu kopieren ist. Ab Beginn der Studie wäre somit direkt klar, wer das DMSO und wer das Placebo bekommt.

Damit sind wissenschaftliche Studien bis auf Weiteres so gut wie ausgeschlossen.

Viertes Kapitel: Welche Wirkungen entfaltet Dimethylsulfoxid? – Ein Überblick

DMSO entfaltet eine Vielzahl von Wirkungen auf den menschlichen Körper. Im Handwerk würde man es als Universalwerkzeug bezeichnen. Erstaunlich ist die Unterschiedlichkeit der Wirkungsweise. In der Regel hält die Medizin ein Medikament je Symptom bereit, mit dieser einzigen Substanz jedoch kann man gleich mehrere Beschwerden lindern und es sowohl innerlich, als auch äußerlich anwenden. Eine Eigenschaft des DMSO scheint von vielen Menschen als sehr nachteilig angesehen zu werden: Bei vielen Patienten entsteht ein deutlicher Körper- oder Atemgeruch, der am ehesten mit Austern oder knoblauchartig beschrieben werden kann. Diesen Geruch nimmt der Betroffene überhaupt nicht wahr, aber wenn du merkst, dass deine Familie oder Freunde ein wenig auf Abstand zu dir gehen, weißt du nun, woran das liegen kann.

Aber spätestens 72 Stunden nach der Einnahme ist der Spuk vorbei und du duftest wieder genauso wie vorher. Äußerlich angewendet kann DMSO zu temporären Hautreaktionen wie Juckreiz oder einer Rötung führen, diese Erscheinungen gehen aber wieder zurück und hinterlassen keine bleibenden Schäden. Als Einnahmelösung empfiehlt sich eine Verdünnung mit Gemüse- oder Obstsaft, da der Geschmack von DMSO häufig als streng oder bitter empfunden wird und pures Wasser dies nicht zu verändern vermag.

Wahrscheinlich sind dir DMSO und seine Einsatzgebiete eigentlich schon bekannt, da es in geringer Dosis in vielen Salben und Tinkturen enthalten ist. DMSO wirkt zunächst einmal entzündungshemmend und hilft somit, äußerliche Anzeichen einer Entzündung zu vermindern oder komplett abzuheilen. Darüber hinaus wirkt es schmerzlindernd, stillt

Juckreiz zum Beispiel bei Mückenstichen oder Neurodermitis, vermindert Schwellungen bei Verstauchungen und erweitert die Gefäße. Nebenbei fördert es die Wundheilung, entspannt die Muskulatur und wirkt gleichermaßen gegen Bakterien sowie Viren und sogar gegen Pilzinfektionen.

Welches herkömmliche auf dem Markt verfügbare Medikament kann dies schon von sich behaupten? DMSO durchdringt die Haut erstaunlich schnell und entwässert das Unterhautgewebe. Dadurch kann es schnell in den Blutkreislauf und damit in jede einzelne Zelle gelangen. Dabei durchdringt es die Zellbarrieren und gelangt bis in ihren Kern. DMSO verbindet sich hervorragend nicht nur mit Wasser, sondern auch mit Fetten, Eiweißen und Kohlehydraten. Außerdem setzt es eine nicht zu unterschätzende große Menge an Wärme frei. Die wohl wichtigste Eigenschaft von DMSO für einen Einsatz als Medikament beziehungsweise Nahrungsergänzungsmittel ist die sogenannte Bipolarität. Ein Alleinstellungsmerkmal, welches bei anderen Medikamenten kaum zu finden ist, welches der Substanz ermöglicht, Zellbarrieren im Körper zu durchdringen und bis zum Zellkern vorzudringen.

Diese Eigenschaft macht DMSO zu einer hervorragenden Trägersubstanz für andere Medikamente oder Wirkstoffe, die, einmal an DMSO angedockt, wesentlich schneller dorthin gelangen, wo sie wirken sollen und hilft damit, auch diese in den Zellkern zu transportieren. Eine Herstellung von Kombipräparaten unter Beifügung von DMSO bietet sich daher durchaus an.

Die Wirkungsweise von DMSO ist derart komplex, dass sie bis heute nicht bis in alle Einzelheiten erforscht werden konnte, aber im Grunde genommen wandelt der Körper den größten Teil des eingenommenen DMSO nach und nach in einen sogenannten organischen Schwefel (MSM) um. Diese Substanz selbst ist auch im Handel erhältlich und zeigt sehr positive Wirkungen auf den Körper, zum Beispiel bei Gelenk- oder Rückenbeschwerden.

Dazu muss man zunächst einmal wissen, wie Schwefelverbindungen entstehen beziehungsweise in welchen Nahrungsmitteln Schwefel vorhanden ist. In der Lebensmittelindustrie begegnet dir in diesem Zusammenhang der Begriff Sulforaphan. Sulforaphan ist eine ebensolche Verbindung organischen Schwefels. In Kreuzblütlern wie Brokkoli, Rosenkohl oder Kohl ist ein Stoff namens Glucoraphanin enthalten, der sich beim Kauen mit den im Speichel befindlichen Stoffen verbindet und Sulforaphan erzeugt. Junger Brokkoli oder Blumenkohl enthält beispielsweise besonders viel Glucoraphanin. Personen mit chronischen Darmerkrankungen wie Colitis ulcerosa vertragen den hohen Schwefelanteil nicht und können nach Genuss derartiger Lebensmittel eine Verschlechterung ihrer Symptome erfahren, was in dem Fall auf die Unfähigkeit, das Mineral abzubauen, zurückzuführen ist. Durch eine Kombination mit DMSO kann diese Reaktion abgefangen werden.

Weitere Nahrungsmittel mit hohem Schwefelanteil sind zum Beispiel:

- Eier

- Rindfleisch

- Geflügel

- Fisch

- Hülsenfrüchte

- Nüsse

- Mandeln und Cashewkerne

- bestimmte Samen, wie Sesam und Sonnenblumenkerne

- Milchprodukte

- Kokosnuss

- Bananen

- Ananas

- Wassermelone

- Senfkörner

- Kresse

- Spargel

- Süßkartoffeln

- Lauch

- Erbsen

- Schnittlauch

- Avocados

- Blumenkohl

- Tomaten

- Knoblauch und Zwiebeln

- Getränke, wie Kaffee, Tee und Kakao

Knoblauch, Zwiebeln sowie die vorgenannten Getränke sollten aus ayurvedischer Sicht nur mit Vorsicht genossen werden, da sie den Körper übermäßig mit Säure belasten und vielfach die Ursache für Krankheiten darstellen können. Genauso verhält es sich mit Fleisch und Fleischprodukten. Eine weitere schwefelbasierte Verbindung ist das Glucosaminsulfat. Eine Aminosäure, die häufig mit Natrium oder Kalium und mit Sulfat kombiniert ist. Weder Glucosamin noch Sulfat sind an sich allergene Stoffe. Glucosaminsulfat ist ein bereits im menschlichen Körper vorhandener Stoff des Bindegewebes. Wird es jedoch als Nahrungsergänzungsmittel hergestellt, werden dazu üblicherweise die Schalen von Krustentieren verwendet.

Wenn also jemand mit einer Allergie gegen Meeresfrüchte dieses Nahrungsergänzungsmittel verzehrt, kann es zu heftigsten Reaktionen kommen. Eine Reinigung des Glucosaminsulfats macht es jedoch auch für Menschen mit Allergieproblemen verträglich und hilft, die Gelenke zu stabilisieren, da es bei der Herstellung von Knorpel und Gelenkflüssigkeit beteiligt ist. Auch dieser Schwefelverbindung werden, ähnlich wie beim DMSO, entzündungshemmende Eigenschaften zugeschrieben und sie kann dementsprechend der Entstehung von Arteriosklerose entgegenwirken.

Positive Studien und Veröffentlichungen aus mehr als einhundert Ländern sprechen eine eindeutige Sprache. Jedoch gibt sich die Pharmaindustrie alle Mühe, die Hürden für DMSO besonders hoch zu legen, da es einerseits nicht patentierbar ist und andererseits die Einnahme von Medikamenten reduziert. Kortison oder Schmerzmittel könnten durch einen konsequenten Einsatz von DMSO drastisch heruntergefahren, wenn nicht sogar komplett überflüssig werden. Daraus resultierend wird diese geruchlose, leicht ölige Flüssigkeit statt zur natürlichen Heilung derzeit noch immer als Lösungsmittel in der Industrie eingesetzt. Gerne wird seitens der Schulmedizin auch die Nebenwirkung von DMSO herangezogen, nämlich der etwas seltsame Geruch, der kurz nach Gebrauch aus dem Mund kommt, auch wenn die Aufnahme durch die Haut erfolgt.

Zusammenfassend kann DMSO als eine effektive Aufbaukur bezeichnet werden, die durch einen raschen Ausgleich organischer Substanzen eine Art natürliche „Reparatur" des Körpers anschiebt. Damit wird DMSO seinem Namen „Universalarznei" absolut gerecht.

Fünftes Kapitel: Allgemeine Hinweise

Bevor du DMSO in der Praxis erprobst, möchte ich dir noch einige allgemeine Hinweise geben.

Zunächst einmal sei gesagt, dass du DMSO in seiner reinen Form nicht in der Apotheke kaufen kannst. Hier bekommst du lediglich Salben und Gele, die mit einer geringen Dosis DMSO angereichert sind, damit sie schneller das Wirkungsgebiet erreichen. Willst du jedoch DMSO als Einzelwirkstoff einsetzen oder selbst mit anderen Arzneien kombinieren, kannst du problemlos bei einem der vielen Anbieter im Internet bestellen, und zwar in der Regel zu 100 Millilitern bis 1 Liter je Flasche.

DMSO wird aufgrund der Lichtempfindlichkeit in einer braunen Flasche geliefert. Du solltest unbedingt beachten, die Flasche nicht einer direkten Sonneneinstrahlung auszusetzen. Wenn du dein DMSO unter 20 Grad Celsius lagerst, hat es eine lange Haltbarkeit.

Von Beginn an solltest du eine große Sauberkeit an den Tag legen und das DSMO mit einer Pipette der Flasche entnehmen. Hat deine Flasche eine Tropfvorrichtung, ist das auch in Ordnung.

Wichtig zu wissen ist, dass DMSO in seiner reinen Substanz, also unverdünnt, die Schleimhäute reizen kann und leicht entzündlich ist. Es ist daher immer in geschlossenen Gefäßen und für Kinder unzugänglich aufzubewahren. Außerdem ist es vor Hitze oder gar Flammen unbedingt zu schützen. Das Einatmen der Dämpfe und ein direkter Augenkontakt sind zu vermeiden.

Für die innere und äußere Anwendung kann DMSO verdünnt werden, und zwar idealerweise mit entionisiertem beziehungsweise destilliertem Wasser.

Wenn du eine Lösung oder Wirkstoffkombination selbst herstellen möchtest, solltest du dir vorher die notwendigen Hilfsmittel bereitstellen. Du benötigst zunächst geeignete Gefäße, wie zum Beispiel braune Fläschchen, Becher aus Glas oder Eierbecher aus Porzellan, um eine Mischung herzustellen. Mit einer Pipette oder Spritze kannst du das DMSO direkt einfüllen. Möchtest du nur kleine Mengen verwenden, bietet es sich an, die Mischung direkt in einer kleinen Spritze aufzuziehen.

Untersuchungen haben ergeben, dass bei einer lokalen Anwendung einer DMSO-Lösung auf die Haut bereits nach fünf Minuten Spuren im Blut nachweisbar sind. Die Konzentration erreicht nach vier bis sechs Stunden ihren Höhepunkt und sinkt innerhalb von ein bis drei Tagen wieder ab. Dadurch, dass der Wirkstoff nicht nur lokal auf der betroffenen Stelle wirkt, sondern durch die Blutbahn in den gesamten Körper gelangt, erreichst du eine ganzheitliche Behandlung unterschiedlicher Beschwerden. Viele Anwender umgehen eine orale oder intravenöse Nutzung durch ein großflächiges Auftragen auf die Haut.

Behalte immer im Hinterkopf, dass DMSO hervorragende Lösungseigenschaften besitzt. Gerade aus diesem Grund wird es häufig angewandt, um mit einer sogenannten Mitnahmefunktion andere Wirkstoffe schneller und tiefer in den Organismus zu transportieren. Dies gilt aber nicht nur für gewollte, sondern auch für nicht gewollte Verbindungen. Aus diesem Grund ist der Kontakt mit jeglichen Kleidungsstücken oder Möbelstücken zu vermeiden, da ansonsten möglicherweise Farbstoffe oder Lacke mit in den Körper transportiert werden.

Die allgemein vorgeschlagenen Mischverhältnisse werden folgendermaßen beziffert:

Anwendung großflächig an den Beinen   60 – 80 %

Anwendung an Gelenken oder Muskeln   40 – 70 %

Betupfen von Warzen	80 – 90 %
Sportverletzungen	60 – 80 %
offene Hautstellen (mit sterilem Wasser)	30 – 50 %

Diese DMSO-Konzentrationen sollen lediglich eine Richtschnur für dich sein. Welche Mischung für dich die Richtige ist, musst du individuell herausfiltern.

5.1: Die äußerliche Anwendung

Wendest du eine DMSO-Lösung äußerlich an, solltest du dir für die Vorbereitung etwas Zeit nehmen. Lege dir alle Utensilien zurecht, dass du zwischendurch nicht noch einmal aufstehen musst. Nicht zuletzt nimmt auch das Auftragen der Lösung einige Zeit in Anspruch. Achte darauf, dass das DMSO nicht auf deine Kleidung, Möbel oder auf den Fußboden tropft, da Beschädigungen nicht unwahrscheinlich sind.

Folgende Anwendungsweise hat sich bewährt:

- Entkleide die betreffende Körperpartie vollständig und setze dich so, dass du die Stelle von allen Seiten bestreichen kannst.

- Lege Tücher, am besten Weiße unter die zu behandelnde Stelle, damit nichts auf Kleidung und Möbel tropfen kann.

- Reinige die betreffende Körperpartie mit Wasser ohne Seife.

- Tauche den Pinsel in die Lösung und bestreiche die Körperpartie großflächig und vollständig.

Alternativ zum Pinsel kannst du auch eine Sprühflasche verwenden. Hier musst du aber unbedingt darauf achten, dass das Material auch geeignet für DMSO ist und keine Inhaltsstoffe des Kunststoffes in deine Lösung übergehen. Außerdem solltest du darauf achten, dass du den Sprühnebel nicht einatmest beziehungsweise in die Augen bekommst. Last, but not least solltest du die Sprühflasche vor Gebrauch desinfizieren. Egal, ob mit Pinsel oder Sprühflasche aufgetragen, benötigt deine Mischung etwa zwanzig Minuten, bis sie vollständig in die Haut eingezogen ist. Vorher solltest du die behandelte Stelle nicht mit einem Kleidungsstück überdecken.

Wenn du nur kleine Hautstellen, wie zum Beispiel Furunkel oder Warzen behandeln möchtest, kannst du gut ein Wattestäbchen dazu verwenden. Aber auch hier solltest du die Einwirkzeit von zwanzig Minuten unbedingt beachten.

Eine weitere Möglichkeit ist, wässriges DMSO als Ohren- oder Nasentropfen zur Behandlung von Nasennebenhöhlen- oder Gehörgangsentzündungen zu verwenden. Hierzu solltest du dir aus der Apotheke ein Braunglasfläschchen mit Pipette besorgen. Da das Mittel schnell wirkt, solltest du dir nicht einen allzu großen Vorrat anlegen, eine 10 bis 20-ml-Flasche reicht durchaus aus.

Insbesondere bei Nasentropfen solltest du vorsichtig beginnen und eine hohe Verdünnung anlegen, da die Nasenschleimhaut bisweilen, insbesondere zu Beginn, empfindlich reagiert. Verträgst du die Dosis gut, kannst du den DMSO-Anteil auch steigern.

Narben können sehr lästig und störend sein, insbesondere dann, wenn sie sich im Sichtbereich befinden. Je nachdem, wo die Narbe sich befindet, kannst du mit gutem Gewissen eine etwas höhere Konzentration wählen, da die Haut am Körper etwas unempfindlicher ist, als in Nase und Ohren.

Die erste Narbe, die uns in unserem Leben zugefügt wird, ist der Bauchnabel, der mal als schön und mal als weniger schön empfunden wird. Yogis und Yoginis legen sehr großen Wert auf die Nabelgegend, da es sich um eines der Energiezentren handelt. Wenn du deinen

Bauchnabel behandeln möchtest, legst du dich am besten auf den Rücken, träufelst deine Mischung hinein und wartest ab, bis sie komplett abgetrocknet ist. Das kann mitunter etwas dauern, du solltest diese Anwendung daher nur beginnen, wenn du auch wirklich Zeit dafür hast.

Auch wenn es etwas kribbelt oder juckt: Widerstehe dem Drang, zu kratzen oder zu reiben, du wirst mit schnellen Ergebnissen belohnt.

In der Praxis hat sich eine Gel- oder Salbenform für die Verabreichung des Wirkstoffes bewährt, da sie besser an der Haut haften bleibt, als ein wässriges Gemisch. Allerdings kann sich die Einwirkzeit beziehungsweise Resorption des Wirkstoffes um einiges verzögern. Es kommt daher ganz entscheidend auf das Beschwerdebild an, welches du behandeln möchtest.

Außerdem sollten die Trägergele oder –salben keinerlei Konservierungsstoffe enthalten und sich grundsätzlich zum Mischen mit DMSO eignen. Eine der natürlichsten Substanzen ist sicherlich reines Aloe-Vera-Gel. Du kannst durchaus eine Mischung von 50:50 ansetzen, da Aloe aber nicht lang haltbar ist, solltest du deine Salbe immer frisch zubereiten.

5.2: Die innerliche Anwendung

Eine andere Art der Verabreichung ist eine orale Einnahme. Wenn man das DMSO überwiegend ganzheitlich und nicht nur lokal verwenden möchte, bietet sich eine orale Einnahme an. Das DMSO gelangt so in alle Körperpartien, außer in die Haare oder Finger- beziehungsweise Fußnägel.

Allerdings ist bei der oralen Einnahme zu beachten, dass der Wirkstoff zunächst den Darm und die Leber passieren muss, wobei das DMSO zumindest teilweise in die bereits beschriebene Schwefelverbindung

MSM umgewandelt wird. Das ist nicht weiter tragisch, da MSM ebenfalls eine therapeutische Wirkung entfaltet und einen völlig natürlichen, vom Körper selbst hergestellten Stoff darstellt.

Dich wird nun brennend die Frage der Dosierung interessieren. In zahlreichen Versuchen wurde nachgewiesen, dass eine Menge von einem Gramm je Körpergewicht keinerlei Vergiftungserscheinungen hervorruft und damit völlig unbedenklich ist. Eine sechzig Kilo schwere Person könnte danach theoretisch unbedenklich 60 Gramm DMSO täglich zu sich nehmen, ohne dass dieses eine toxische Wirkung entfaltet. In der Praxis ist das völliger Unsinn. Selbst bei höchsten Dosierungen wird man diese Menge niemals erreichen können, auch bei Injektionen und Infusionen nicht. Noch ein Hinweis hierzu: Injektionen und Infusionen gehören in die Hände einer Fachperson, entweder eines Arztes oder eines Heilpraktikers.

Für den Anfang reichen ungefähr 3 Milliliter DMSO, das entspricht etwa einem Teelöffel verdünnt mit Wasser durchaus aus. Wem die Mixtur mit Wasser nicht schmeckt, kann auch Fruchtsäfte verwenden. Beobachte zunächst, ob sich deine Beschwerden bessern. Wenn ja, bleibe bei der Dosierung, wenn nein, erhöhe die DMSO-Konzentration in kleinen Schritten zu einem Milliliter, bis du die für dich richtige Dosierung gefunden hast. Fülle zunächst die entsprechende Menge DMSO in ein sauberes Glas und gieße eine kühle Flüssigkeit je nach Geschmack hinzu. Achte darauf, dass sich beides gut vermischt, vielleicht rührst du dein Getränk kurz um. Du erhältst so eine 1- bis 2-prozentige Mischung, die sich gut trinken lässt.

Es hat sich bewährt, die Lösung nach dem Frühstück einzunehmen, es geht aber genauso gut zu jeder anderen Tageszeit. Eine Einnahme am Abend oder kurz zu dem Zubettgehen rate ich dir nicht, da DMSO auch entwässernd wirkt und dir die Toilettengänge in der Nacht den Schlaf rauben würden.

Um eine stärkere Wirkung zu erzielen, kannst du die tägliche Dosis problemlos erhöhen. Wenn du allerdings mehr als zehn Milliliter DMSO zu dir nehmen möchtest, solltest du dies aufgrund des etwas bitteren Geschmacks lieber auf zwei Getränke zu unterschiedlichen Zeitpunkten verteilen.

Eine intravenöse Verabreichung gehört in die Hände einer Fachperson, daher spare ich mir die Ausführungen zur Durchführung und Mischung an dieser Stelle.

Nur so viel: Wenn man DMSO-Infusionen in hochfeiner Form herstellt, so wirken sie auch in der höchstmöglichen Weise. Nebenwirkungen, die in der Literatur beschrieben werden, wie zum Beispiel Schüttelfrost und Fieber sind vermutlich eher auf Verunreinigungen der Gerätschaften zurückzuführen, als auf die Wirkung des DMSO. Aus dem Grunde sollte gerade bei der Anwendung unter der Haut oder intravenös ganz besonders darauf geachtet werden, dass die Behälter und Spritzen desinfiziert sind. Außerdem benötigt man die komplette Palette biochemischen und labortechnischen Rüstzeugs. Daher ist diese Anwendungsmöglichkeit nicht für Selbstversuche geeignet.

Wie bereits ausgeführt, besitzt DMSO hat eine Art Mitnahmeeigenschaft. Alles, was auf die Haut aufgetragen wird, wird zusammen mit dem DMSO in die Haut eingeschleust. Forscher nennen diese Funktion „Taxifunktion". Die Mitnahme anderer Stoffe kann für dich sowohl gut, als auch schlecht sein, je nachdem, welchen Zweck du verfolgst. Kontraproduktiv ist es natürlich, wenn direkt nach dem Auftragen deine Kleidung die besagte Stelle berührt und im direkten Kontakt steht. So können zum Beispiel Färbemittel oder Rückstände eines Waschmittels mit in die Haut gebracht werden. Die Folge können schwere Irritationen deiner Haut sein, weswegen du peinlich genau auf Sauberkeit achten musst. Man kann es nicht oft genug sagen.

Wenn die Lösung nach 20 – 30 Minuten eingezogen ist, kannst du die Stelle mit einem feuchten Tuch leicht betupfen und deine Kleidung wieder anziehen.

Wenn mindestens zwei wirksame Mittel zusammengemischt werden, entsteht daraus ein Arzneimittel, welches wir als Kombipräparat bezeichnen. Durch die sogenannte Taxifunktion eignet sich DMSO natürlich hervorragend zur Herstellung eines Kombipräparates, da es wesentlich schneller und wesentlich tiefer in die Hautschichten vordringen kann, und so das zweite Medikament quasi „huckepack" dorthin transportiert. Wichtig ist jedoch, sich sicher zu sein, das andere Präparat auch gut zu vertragen, bevor man es zusammen mit DMSO einnimmt.

Die Kombination von DMSO und anderen Substanzen ist ein ebenso interessantes, wie auch breit gefächertes Thema. Ich habe zwei der gängigsten Kombinationen herausgesucht und ihnen ein eigenes Kapitel gewidmet.

Sechstes Kapitel: DMSO als Kombipräparat

6.1: DMSO in Verbindung mit MMS – dem Miracle Mineral Supplement

MMS wird seit Jahrzehnten zur Desinfektion von Wasser eingesetzt. Auch dieses vielleicht wirkungsstärkste Antibiotikum wird, ähnlich wie das DMSO, bis heute in der Schulmedizin leider totgeschwiegen.

Äußerlich angewandt hilft MMS bei Schuppen, Insektenstichen, Sonnenbrand und anderen Hautverbrennungen. Hierzu sprüht man eine stark verdünnte MMS-Lösung (1 Tropfen MMS in 50 ml Wasser) auf die Haut. Erfahrungsberichte belegen, dass MMS auch bei rheumatoider Arthritis geholfen hat, ebenso gegen Hepatitis A, B und C. Glaubt man diesen Berichten, soll zum Beispiel Herpes dank MMS innerhalb von zwei Wochen bis zwei Monate komplett verschwinden. Akute Asthmaanfälle sollen innerhalb von zehn Minuten nach der Einnahme von MMS gelindert werden.

Aber Vorsicht: Die Wirkung von MMS ist sehr stark. Bei geschwächtem Allgemeinzustand oder sensiblen Menschen können unangenehme Nebenwirkungen hervorgerufen werden, wenn man anfangs eine zu hohe Dosis einnimmt. Es können Durchfall, Bauchschmerzen, Übelkeit und Kopfschmerzen auftreten. Eine derartige Reaktion bezeichnen wir als anaphylaktischen Schock, der auftritt, wenn eine zu große Menge an Krankheitserregern wegen einer sehr effektiven Behandlung in zu kurzer Zeit zerstört werden und vom Körper nicht abgebaut werden können. Dabei werden Bakteriengifte freigesetzt, die der Körper sie nicht rechtzeitig ausschwemmen kann, wodurch es zu einer kurzzeitigen Vergiftungserscheinung kommen kann. Dies bezeichnet man als Jarisch-Herxheimer-Reaktion oder kurz Herx. Mit einer geringen Anfangsdosierung, einer langsamen Steigerung sowie viel Wasserkonsum kann diese Reaktion umgangen werden.

DMSO ist chemisch gesehen eine standardisierte Natriumchloritlösung, welche sich hervorragend in Kombination mit DMSO verwenden lässt. Die wirksamen Inhaltsstoffe dieser Lösung werden durch einen sogenannten Aktivator freigesetzt, und zwar durch Salzsäure, Schwefelsäure, Zitronensäure oder Weinsäure. Wer sich scheut, diese Komponenten selbst zusammenzumischen, kann im Internet problemlos ein fertiges Set erwerben.

MMS wird häufig von Patienten verwendet, die unter bösartigen Tumoren leiden. In dem Fall kann als gut verträglicher Aktivator auch rechtsdrehende Milchsäure verwandt werden.

Zur äußerlichen Anwendung wird von Experten eine Kombination von MMS mit DMSO empfohlen. Man kann beide Substanzen miteinander mischen und auf die betroffene Stelle auftragen oder aber zunächst das MMS und danach das DMSO verwenden, damit beide Substanzen unabhängig voneinander ihre volle Wirkung entfalten können.

Aufgrund der Vielzahl bereits beschriebener Testverfahren und Forschungsergebnisse gilt DMSO heute als ein sehr sicheres und zuverlässiges Medikament. Das Fazit eines Vergleichs der wichtigsten Studien lautet, dass DMSO in seiner Anwendung etwa sieben Mal sicherer ist, als beispielsweise Aspirin. Wenn man bedenkt, wie viele Menschen täglich Aspirin zur Schmerzbekämpfung fast schon wie ein Bonbon einnehmen, ist es erstaunlich, dass ein derart hohes Risiko in Kauf genommen wird, während DMSO auch heute noch der breiten Öffentlichkeit noch gar nicht bekannt ist.

Derzeit existieren in der Fachliteratur keine einheitlichen Zubereitungsanleitungen. Man ist darauf angewiesen, in kleinen Schritten zu testen, welche Mischung die individuell Richtige ist oder man vertraut zunächst auf ein Rezept aus einem der vielzähligen Internetforen, um nach und nach seine persönliche Mischung zu finden.

6.2: DMSO in Verbindung mit Procain

Procain ist ein häufig verwendetes Lokalanästhetikum, welches 1904 entdeckt, synthetisiert und patentiert wurde und auch heute noch für eine Vielzahl von ambulanten Eingriffen unter dem Namen Novocain verwendet wird.

Unabhängig von der lokal narkotisierenden Wirkung wurden bereits im Jahr 1925 weitergehende therapeutische Wirkungen des Procains erforscht. In der Folge wurde die Neuraltherapie entwickelt, die noch heute eingesetzt wird, insbesondere als Störfeldtherapie, die ebenfalls ein weites Wirkungsspektrum umfasst und beispielsweise gegen Narbengewebe oder Nasennebenhöhlenentzündungen eingesetzt werden kann.

Die neuraltherapeutische Wirkung des Procains macht Procain für eine Kombination mit DMSO hochinteressant. Procain blockiert die Reizleitungen von Nervenzellen und führt zu einem reversiblen Ausfall der Schmerzsignale an der betroffenen Stelle. In bestimmten Fällen kann durch die künstlich hergestellte Schmerzlosigkeit in gewissem Sinne einen „Reset" der Nervenfunktion herbeigeführt werden. Am Beispiel eines sogenannten Hexenschusses lässt sich dies gut verdeutlichen. Bei einem Hexenschuss ist der Ischiasnerv eingeklemmt, was in vielen Fällen sehr schmerzhaft ist und den Betroffenen zur Bewegungslosigkeit verleitet. Der Nerv kann sich aber nur befreien, wenn der Patient sich ausgiebig bewegt, ein Teufelskreis.

In einem solchen Fall würde der Arzt Procain an die betroffene Stelle spritzen, welches den Ischiasnerv betäubt und unmittelbar zu einer Linderung, in manchen Fällen sogar zu einer völligen Schmerzfreiheit führt. Der Patient kann aufstehen und gehen, wodurch sich der Nerv befreien kann und auch ohne Betäubung keine Beschwerden mehr verursacht. Zudem löst Procain Verkrampfungen in der glatten Muskulatur, was zur rascheren Abheilung der Schmerzen beiträgt. Auch Verkrampfungen in den Blutgefäßen, dem Magen-Darm-Trakt und den Gallen- und Harnwegen können so gelöst werden. Procain hemmt allergische Reaktionen und kann sogar Herzrhythmusstörungen ausgleichen.

Es erweitert die Gefäße und verbessert somit insgesamt die Durchblutung bis in die kleinsten Kapillaren. Insgesamt ist dieser Wirkstoff äußerst nutzbringend im Einsatz gegen Entzündungen und allgemeine Schmerzzustände, er hat lediglich einen ganz entscheidenden Nachteil: er verteilt sich sehr schlecht im umliegenden Gewebe. Bei dieser Aussage wird es sicherlich bei dir „klingeln", ohne dass ich eigentlich erneut darauf hinweisen müsste, dass die Taxifunktion des DMSO hier durchaus Abhilfe schaffen kann, indem es das Procain dorthin transportiert und verteilt, wo es gebraucht wird.

Infusionen aus Procain und DMSO werden typischerweise nach Operationen, insbesondere an der Wirbelsäule, Neuralgien, Rheuma und chronisch entzündlichen Magen-Darm-Erkrankungen eingesetzt. Auch bei Durchblutungsstörungen, also Schlaganfällen und Herzinfarkten ist es durchaus hilfreich und unterstützt die Regeneration beziehungsweise Genesung.

Du siehst, dass DMSO ein breit gefächertes Arzneimittel darstellt und damit gegen vielerlei Beschwerden einsetzbar ist. Daher enthält das nächste Kapitel ausgewählte Einsatzgebiete und Fallbeispiele, um dir zumindest die zurzeit bekannten beziehungsweise wichtigsten Wirkungsweisen zu erklären.

Siebtes Kapitel: Bei welchen Beschwerden wird DMSO eingesetzt?

In diesem Kapitel werde ich dir einige Beschwerdebilder erläutern, bei denen es schon nachgewiesene Erfolge unter dem Einsatz von DMSO gibt. Du wirst sehen, dass die Erkrankungen zum Teil sehr unterschiedlich sind und eigentlich überhaupt nichts gemeinsam haben. Trotzdem entfaltet DMSO eine effektive Wirkung und wird daher nicht zu Unrecht als „Allheilmittel" bezeichnet.

Folgende Wirkungen wurden bereits durch Studien bestätigt:

- mitschleppende Wirkung durch die Haut

- wachstumshemmende Wirkung für Bakterien

- Entwässerung

- Erweiterung der Blutgefäße

- Steigerung der Blutzufuhr

- Entspannung der Muskulatur

- Vermeidung von Verklumpungen der Blutplättchen

- Schutz des Gewebes bei Durchblutungsstörungen

- entzündungshemmend und abschwellend

- Verbesserung der Wirkung anderer Medikamente

- auch für Tiere geeignet

Da du nun sicherlich gespannt bist, gegen welche Beschwerden du DMSO verwenden kannst, beginne ich zunächst mit den grundsätzlichen Wirkweisen und werde dann auf einzelne Beschwerdebilder eingehen.

Akne

Entzündete Pusteln, die übrigens nicht nur in der Pubertät auftreten, lassen sich durch Betupfen mit einer DMSO-Lösung sehr gut behandeln. Da sich Akne meistens im Gesicht befindet, sollte man vorsichtig zu Werke gehen und mit einer 50-prozentigen Lösung beginnen. Verträgt man diese gut, kann durchaus auf 75 % gesteigert werden.

Allergien

Immer mehr Menschen sind von Allergien betroffen. Wir reagieren auf Nickel, Hausstaub, Blütenpollen und vieles mehr. Ursache hierfür ist in aller Regel eine Überreaktion unseres Immunsystems auf einen bestimmten Stoff. Für Allergiker ist es daher von enormer Bedeutung, die Abwehrmaßnahmen wieder auf ein normales Maß zurückzufahren. DMSO wirkt in diesem Fall ausgleichend und bringt den immunologischen Prozess wieder ins Gleichgewicht.

Anti-Aging-Effekt

Jeder möchte heutzutage alt werden, aber älter aussehen, das möchte niemand. Milliarden von EURO werden für Cremes und Mittelchen ausgegeben, die helfen sollten, die Zeichen der Alterung zu minimieren beziehungsweise heraus zu zögern.

Im Alterungsprozess verändert sich insbesondere die Haut durch Altersflecken oder Falten massiv, aber auch die Organfunktionen und Gedächtnisleistungen erfahren eine deutliche Einschränkung.

Ein wirkungsvolles Anti-Aging-Programm beinhaltet meines Erachtens unterschiedliche Komponenten. Neben ausreichendem Schlaf, gesunder Ernährung und täglicher Bewegung gehört auch eine Entgiftung beziehungsweise Reinigung des Körpers durch eine Darmsanierung oder Entsäuerungskur ebenso zum Wellnessprogramm, wie eine Gewichtsreduktion. Da DMSO allgemein regenerierend wirkt, steht ihm ebenfalls ein Platz in der ersten Reihe der zu ergreifenden Maßnahmen zu.

Gerade am Anfang einer regenerierenden Kur hat sich DMSO als Anti-Aging-Wirkstoff durchaus hervorgetan. Mit seiner entwässernden Wirkung fördert es die Ausscheidung von Giftstoffen über die Nieren und verstärkt die Wirkungen der anderen Kurbestandteile.

Der Anti-Aging- und Diätmarkt ist zu einem wahrhaften Dschungel mutiert, in dem sich niemand mehr zurechtfindet. Low Fat, High Fat, Low Carb, No Carb, Lightprodukte und Eiweißshakes machen uns schier ratlos, was denn nun das Richtige für uns ist. Es vergeht kaum eine Woche, in der nicht die neueste Methode in einem der sogenannten Frauenratgeber als einzig wahre Möglichkeit präsentiert wird. Was dadurch dünner wird, ist allein unser Geldbeutel. Schon mit einfachen, naturheilkundlichen Maßnahmen kann man Übergewicht und einer vorzeitigen Alterung Einhalt gebieten.

Lasse dich am besten ganzheitlich beraten und schaue dir deinen Therapeuten genau an. Wenn er/sie selbst übergewichtig oder vorzeitig gealtert ist, würde ich keinen Pfifferling auf die Ratschläge geben. Seriöse Maßnahmen enthalten stets das Fasten oder zumindest eine Ernährungsumstellung. Wer sich den Gesetzen der Natur entsprechend ernährt, benötigt in aller Regel keine Verjüngungskur oder fragwürdige Diäten. Beachte dabei, dass unsere genetische Programmierung eher auf Verzicht, als auf Überfluss eingestellt ist.

Arteriosklerose

Unter Arteriosklerose verstehen wir Gefäßeinlagerungen, die auf unterschiedliche Art entstehen können. Ursache können Fette, Blutzellen, Bindegewebe oder Kaliumsalze sein. Sie lagern sich in den Blutgefäßen ab und erschweren damit den Blutfluss. Langfristig führen Sie zu einer Mangelversorgung der Organe im schlimmsten Fall zum Herzinfarkt. Leider ändern die meisten Menschen erst dann ihre Lebensgewohnheiten, ernähren sich besser und bewegen sich mehr.

Als Trinklösung eingenommen sorgt DMSO für einen erhöhten Sauerstofftransport in die besonders wichtigen Organe. Reicht die orale Einnahme nicht aus, sollte man über eine Infusion nachdenken. An dieser Stelle sei aber gesagt, dass DMSO kein Zaubermittel ist. Ohne eine Ernährungsumstellung und tägliche Bewegung an der frischen Luft ist eine Genesung unwahrscheinlich.

Borreliose

Borreliose ist eine chronische bakterielle Infektion, die häufig durch Zecken übertragen wird. Es handelt sich um eine hartnäckige Erkrankung, die selbst unter Antibiotika sehr langwierig sein kann. Von den Nebenwirkungen ganz zu schweigen. Als wirkungsvoll hat sich eine Kombination aus oxidativen Wirkstoffen erwiesen, die wahre Killer in Bezug auf Bakterien darstellen und keine Resistenzen zulassen. Wasserstoffperoxid, Ozon oder Chlordioxid bietet sich hier an. In Kombination mit DMSO als Transportmittel gelangen diese Wirkstoffe schnell an ihr Ziel. Damit es bei der Ausleitung der Bakterien nicht zu Magen-Darm-Problemen kommt, sollte parallel Heilerde eingenommen werden, um die Bakterien zu binden und folgenlos ausscheiden zu können.

Arthritis

Das Hauptanwendungsgebiet von DMSO ist noch immer die Arthritis beziehungsweise Arthrose, bei der es zu einer Vielzahl von Symptomen kommt. Im Anfangsstadium zerstört die Krankheit Schleimhäute, was durch die vermehrte Reibung ohne den Puffer schließlich den Knorpel des Patienten angreift. Erinnere dich an die pharmakologischen Eigenschaften des DMSO und dir wird klar sein, dass es sowohl für bakterielle, als auch für degenerative Entzündungsprozesse durchaus geeignet ist. Bei der Arthritis und Arthrose sind vor allem die Hauptgelenke betroffen. Sie reagieren mit Schwellungen, Rötung sowie Schmerzen und belasten das Allgemeinbefinden schwer.

Der Vorteil von DMSO ist hierbei, dass das Gewebe zügig passiert wird und die betroffenen Gelenke ohne Zeit- oder Wirkungsverluste mit den notwendigen Ernährungsstoffen versorgt werden können. Dadurch wird sowohl die Entzündung als auch der Schmerz reduziert. Da viele Patienten bei einer klassischen Medikation, die bei Arthritis eingesetzt wird, Magenprobleme entwickeln, werden auch diese Nebenwirkungen bei der Alternativmedizin DMSO weitestgehend reduziert. Nach einer zweiwöchigen Behandlung mit Dimethylsulfoxid berichten Patienten bereits über eine bessere Beweglichkeit und eine Linderung ihrer Schmerzen.

Atemwegsinfektionen

Atemwegsinfektionen können sowohl bakteriell, als auch viral bedingt sein und betreffen die Nase, den Rachen sowie die Bronchien. Gegen Schnupfen kannst du eine 30 bis 40-prozentige DMSO-Lösung herstellen, die du mit einer Pipette vorsichtig in die Nase einträufelst. Das kann am Anfang etwas brennen, was nach kurzer Zeit wieder nachlässt. Jedenfalls lässt die Schwellung der Schleimhäute nach kurzer Zeit nach.

Bei Rachen- und Halsinfektionen kannst du mit einer Lösung in der gleichen Konzentration mehrmals am Tag gurgeln und deine Beschwerden verschwinden nach kurzer Zeit.

Bei einer Bronchitis oder gar Lungenentzündung bietet sich das Auftragen auf die Brust oder eine orale Einnahme an, die Konzentration bleibt gleich. Eine wechselseitige Gabe von DMSO und MMS hat sich dabei bewährt.

Augenerkrankungen

In Kombination mit anderen Wirkstätten wird DMSO von Augenärzten gegen verschiedene Augenerkrankungen, wie zum Beispiel dem Grünen und auch Grauen Star eingesetzt.

Wenn du eine Linsentrübung selbst behandeln möchtest, kannst du eine 0,5-prozentige Lösung mit sterilem, isotonischem Wasser herstellen und direkt auf den Augapfel träufeln. Da das Auge jedoch bisweilen empfindlich reagiert, empfehle ich die Behandlung durch einen Heilpraktiker.

Bauchspeicheldrüsenentzündung

Die Bauspeicheldrüse erfüllt im Kreislauf unseres Stoffwechsels zwei enorm wichtige Aufgaben. Zum einen wird hier das notwendige Insulin hergestellt und in die Blutbahn gebracht, zum anderen stellt sie Enzyme her, die für die Nahrungsverdauung unverzichtbar sind, insbesondere Stoffe, die Fett und Eiweiß aufspalten können. Ist die Bauchspeicheldrüse entzündet, verändert sich auch ihre Durchlässigkeit für Enzyme. Diese können unter Umständen zu früh aktiviert werden und beginnen damit den Verdauungsvorgang an einer völlig falschen Stelle, nämlich von innen heraus. Der Übergang auf andere Organe ist die langfristige Folge.

Eine Pankreatitis entsteht in den meisten Fällen durch Gallensteine, übermäßigen Genuss von Alkohol oder Infektionen, wie beispielsweise Hepatitis. Die Symptome reichen von heftigen Bauchschmerzen über Übelkeit und Verstopfung bis hin zu Fieber.

Die Bauchspeicheldrüsenentzündung ist eine schwere Erkrankung, bei der ein völliger Verzicht auf feste Nahrung sowie eine Erhöhung der Flüssigkeitszufuhr notwendig ist. DMSO kann hier zusätzlich entzündungshemmend und schmerzlindernd eingesetzt werden, allerdings durch eine fachmännisch angelegte Infusion.

Blasenentzündungen und Harnwegsinfektionen

In den USA ist DMSO ausschließlich für nichtbakterielle Harnwegsinfektionen zugelassen. Die Erfahrung zeigt jedoch, dass es bei jeder Form von Harnwegserkrankung hilfreich ist. Durch die entwässernde Wirkung erreicht der Wirkstoff über die Nieren sehr schnell das ableitende Harnwegssystem, also Blase und Harnröhre. Zur Behandlung einer Harnwegsinfektion wird von Heilpraktikern die Infusionstherapie bevorzugt.

Burnout

Obwohl in der Öffentlichkeit als Hirngespinst oder gar „Drückebergerei" verpönt, gewinnt diese seelische Erkrankung gerade in der Arbeitswelt immer mehr an Bedeutung. Man kann durchaus lange darüber diskutieren, was zuerst da war: die Henne oder das Ei? Egal, ob sich das Burnout zu einem eigenständigen Krankheitsbild entwickelt hat oder eher die Begleiterscheinung einer anderen Erkrankung darstellt, sollte man keine voreiligen Schlüsse ziehen und vor allem Betroffene nicht in die „Psychoecke" schieben.

Viele körperliche Schieflagen wie Stoffwechselprobleme, Mangelerscheinungen und Schilddrüsenunterfunktionen können psychische Auswirkungen entfalten und in ihrer Auswirkung durchaus einer Depression sehr ähneln. So oder so bedeutet dieser Zustand für den Betroffenen eine deutliche Leistungseinschränkung mit erheblichem Verlust der Lebensqualität. Was kann DMSO hiergegen ausrichten? Aus den vorherigen Kapiteln weißt du, dass DMSO eine ausgleichende und regenerierende Eigenschaft besitzt. Regeneration heißt in diesem Zusammenhang, dass der Körper unterstützt wird, in seine normale Position zurückzukehren, nämlich zu einer gesunden Funktionsweise.

Gerade in der Anfangsphase kann DMSO hier gute Arbeit leisten. Zu Beginn reichen 0,05 – 0,1 Milligramm pro Kilogramm Körpergewicht aus, um eine wirkungsvolle Therapie zu starten. Als 75-prozentige

Lösung wird es über die Haut, vorzugsweise die Beine oder aber oral verabreicht. Mit gelegentlichen Einnahmepausen von einem über den anderen Tag sollte man nach zwei Wochen die Behandlung unterbrechen und beobachten, ob und was sich an der psychischen Situation verändert hat.

Entzugserscheinungen

Reduziert man die Dosis eines suchtmachenden Stoffes oder stellt man die Aufnahme komplett ein, werden sich unweigerlich Entzugserscheinungen einstellen. Der Körper verlangt nach dem begehrten Stoff und tut alles dafür, den Menschen so oft es geht, daran zu erinnern. Nicht nur Drogen können eine Sucht auslösen, sondern auch gesellschaftlich akzeptierte Genussmittel wie Tabak, Alkohol oder Medikamente. Meiner Meinung nach könnte man die Liste der abhängig machenden Stoffe gerne noch erweitern, um Geschmacksverstärker und Koffein, aber auch um tägliche Verhaltensweisen wie Fernsehen, Computer spielen, Wetten oder die Betätigung mit dem Lieblingsspielzeug, dem Handy.

Fasst man den Entschluss, auf Stoffe oder Verhaltensweisen zu verzichten, sieht man sich mit einer Art Leere konfrontiert. Im schlimmsten Fall wirken sich die Entzugserscheinungen nicht nur psychisch, sondern auf physisch aus und äußern sich durch Schweißausbrüche, Zittern, Kopfschmerzen und Herz-Kreislauf-Probleme, teilweise sogar Schmerzen. Auf der psychischen Seite entstehen Angst- oder Aggressionszustände, Nervosität und Schlafprobleme, wenn der Körper seine „Droge" nicht erhält.

DMSO kann in dieser Zeit aufgrund der reinigenden, regenerierenden und schmerzlindernden Eigenschaften ausgleichend wirken und somit ein wertvoller Helfer in dieser Zeit sein. Bei der Ausleitung von Giftstoffen sollte sich die Dosierung des DMSO an der untersten Grenze bewegen, da durch einen beschleunigten Abbau auch eine Verstärkung des Restgiftes eintreten kann.

Entzündungshemmende Wirkung

Unser Immunsystem und vor allem unsere weißen Blutkörperchen, die Leukozyten, sind tagtäglich rund um die Uhr immensen Angriffen ausgesetzt. Die meisten spürst du überhaupt nicht, das heißt aber nicht, dass sie nicht da sind. Eindringlinge warten mit schweren Geschützen auf und schleusen Mikroorganismen bis hin zu Tumorzellen in unseren Körper.

Aus Sicht unseres Immunsystems handelt es sich beim Eindringen eines derartigen Störers zunächst um das Signal, die eigene Abwehr zu aktivieren, und den Eindringling zu bekämpfen. Hat er dies beispielsweise bei Ohrentzündung erfolgreich gemeistert, fehlt ihm jedoch die Kraft, wenn sich kurz danach eine weitere Infektion ankündigt. Die Immunabwehr ist aufgrund der gerade überstandenen Erkrankung deutlich reduziert und kann aus eigener Kraft damit nicht mehr fertig werden, und der Mensch erkrankt erneut.

Hier kommen die Antioxidantien auf den Plan. Hierbei handelt es sich um Substanzen, die aggressiv wirkende Verbindungen entweder zerstören oder einem geordneten Abbau mit anschließender Entsorgung zuführen.

Den Begriff kennst du sicherlich aus der Werbung für verschiedene Vitamine und Nahrungsergänzungsmittel, zum Beispiel Vitamin C und E, Provitamin A sowie Flavonoide und Glutathion. Nicht immer macht es jedoch Sinn, oxidativ wirkende Stoffe mit Antioxidantien zu bekämpfen. Dies gilt beispielsweise für Kaffee. Kaffee ist eine hoch antioxidative Substanz, darf aber bei bestimmten Erkrankungen wie beispielsweise Tumorerkrankungen auf keinen Fall zum Einsatz kommen, da er in diesen Fällen eine kontraproduktive Wirkung entfaltet.

An sich ist der menschliche Körper mit ausreichend eigenen antioxidativ wirkenden Stoffen ausgestattet, sodass wir dem Grunde nach durchaus auf Nahrungsergänzungsmittel und zusätzliche Vitamingaben verzichten können, wenn wir uns entsprechend ernähren. Als hoch entwickelte Organismen sind wir Menschen durchaus in der Lage, mit Oxidantien umzugehen, und sie für interne Stoffwechselvorgänge sowie zur Bekämpfung von Krankheiten einzusetzen.

Gerät jedoch das Gefüge durch den Verzehr von Genussgiften wie Alkohol oder Nikotin, vielleicht noch in Verbindung mit Bewegungsmangel und einer schlechten Ernährung ins Ungleichgewicht, kann es durchaus dazu kommen, dass Antioxidantien fehlen und vermehrt Oxidantien entstehen können. In der Folge kommt es dann zu den sogenannten Zivilisationskrankheiten, da unser Körper derart überlastet ist, dass er die Reparatur- und Entgiftungsarbeiten schlicht und einfach nicht mehr bewältigen kann.

Ob es dann aber tatsächlich ratsam ist, die im Handel zu beziehenden zusätzlichen Antioxidantien zu sich zu nehmen, wage ich zu bezweifeln. Die Naturheilkunde geht von anderen Ansätzen aus, nämlich mit selektiv oxidativen Mitteln. Dadurch kommt es zwar immer wieder zu der berühmten Erstverschlimmerung, der Organismus wird jedoch dabei unterstützt, wieder eigene Abwehrkräfte zu mobilisieren. Jeder muss für sich entscheiden, die relativ bequeme Weise der Nahrungsergänzungsmittel zu wählen. Möglicherweise wird damit zumindest das Gewissen beruhigt.

Aufgrund der Trägereigenschaften wird DMSO bereits seit längerer Zeit in der Tiermedizin eingesetzt und als Gel auf die Haut aufgetragen oder intravenös beziehungsweise oral verabreicht. Da es die Eigenschaft besitzt, entzündliche Prozesse zu hemmen und antioxidativ zu wirken, wird es als Antirheumatikum eingestuft.

Ein Nebenprodukt einer entzündlichen Reaktion ist im Normalfall die Freisetzung freier Radikaler. Sie verstärken eine bereits vorhandene Schwellung und unbehandelt vermehren sie sich rasant. In einigen Studien konnte nachgewiesen werden, dass DMSO diese freien Radikalen wirkungsvoll einfangen und damit den Entzündungsprozess stoppen oder zumindest verlangsamen kann. Auf die Haut als Salbe aufgetragen, werden Schwellungen reduziert, Muskeln entspannt und Verletzungen des Gewebes geheilt, und zwar sowohl beim Menschen als auch bei Tieren.

Da DMSO die Eigenschaft besitzt, Wasser an sich zu binden, kann es auch überschüssige Flüssigkeit aus dem Körper ziehen. Es bietet sich daher bei geschwollenen Beinen an, eine DMSO-Salbe zu verwenden, um schwereren Ödemen vorzubeugen. Wer bereits einmal eine entzündete Stelle am Körper hatte, der weiß, dass diese Prozesse mit Rötungen, Überwärmung, Schwellung und Schmerz einhergehen. Diese Entzündungsvorgänge können durch DMSO verlangsamt beziehungsweise gestoppt werden, weil der bereits beschriebene Einfluss auf das allgemeine Immunsystem immens ist.

Kritiker werden nun sagen, dass Entzündungen für den Körper wichtige Vorgänge sind. Schmerz warnt im Vorhinein vor übermäßiger Nutzung eines Körperteils, mehr Wärme bedeutet eine bessere Durchblutung und damit eine schnellere Heilung. Eine Entzündung kann jedoch erst dann geheilt werden, wenn der Prozess endgültig gestoppt wird. Ist beispielsweise die Immunabwehr zeitweise gestört oder liegt eine andauernde Auto-Immunabwehr-Störung vor, wird dem Patienten durch die Gabe von DMSO sicherlich Erleichterung verschafft werden können. Auch tiefer liegende Regionen, wie zum Beispiel das Nervensystem oder Rückenmark können durch die Durchgängigkeit von DMSO gut erreicht werden.

Fußbeschwerden

Im Bereich unserer Füße gibt es eine Reihe von Erkrankungen, die uns das Leben schwer machen. Fersensporn, Hallux valgus, Schwielen und Warzen sind nur Einige davon, die zumindest in der Akutphase mit DMSO gut behandelbar sind. Hierbei trägst du das DMSO in hoher Konzentration von etwa 80 % auf die betroffenen Stellen auf und lässt es komplett einwirken. Gegen Nagelpilz kannst du DMSO mit MMS mischen, damit die Wirkstoffe besser in das Gewebe transportiert werden.

Bei chronischen Verläufen kann jedoch der Gang zum Chirurgen trotzdem unumgänglich werden.

Gürtelrose

Die Gürtelrose zählt zur Gruppe der Varizellenerkrankungen und wird durch den Varizella-Zoster-Virus verursacht. Nach einer Infektion mit Windpocken verbleibt der Virus ein Leben lang im Rückenmark und kann bei bestimmten Voraussetzungen reaktiviert werden und insbesondere bei Immunschwäche zu einer schmerzhaften Gürtelrose mit erheblicher Beeinträchtigung des Allgemeinbefindens führen. Hier wird eine 50 bis 90-prozentige Lösung empfohlen, die je nach Schweregrad der Erkrankung direkt auf die betroffene Stelle gesprüht oder gepinselt wird. Die Erkrankungsdauer sowie das Risiko von Komplikationen wird dadurch deutlich reduziert.

Hämorrhoiden

Bereits eine 70-prozentige Lösung kann Schwellungen und Schmerzen im Analbereich schnell lindern, oft sogar schon innerhalb einer Woche. Die Lösung wird äußerlich aufgetragen und soll mindestens zwanzig Minuten einwirken, bevor du dich wieder anziehst.

Hautprobleme

Optisch auffallende, erkrankte Partien der Haut können einerseits eigenständig entstehen, andererseits aber auch die Folge einer weiteren Grunderkrankung sein.

Dazu gehören Neurodermitis, Schuppenflechte, Pilzinfektionen sowie Kinderkrankheiten wie Masern, Röteln und Windpocken. Diese entzündlichen Krankheitsprozesse können sowohl schmerzhaft, als auch juckend sein.

Wird DMSO als entzündungshemmender, antiallergischer und schmerzstillender Wirkstoff äußerlich auf die Haut aufgetragen, können innerhalb weniger Stunden Juckreiz, Schmerz und Spannungsgefühle erheblich vermindert werden. Die Behandlung erfolgt durch Auftupfen oder Aufsprühen einer 75-prozentigen DMSO-Lösung.

Auch Menschen, die von Warzen-und Pilzinfektionen geplagt sind, scheinen mit DMSO das richtige Mittel zu finden. Narben, auch Aknenarben stellen sich weniger auffällig dar, wenn sie regelmäßig mit DMSO betupft werden. Ein amerikanischer Forscher empfiehlt eine Anwendung zweimal täglich, um aktiv gegen Narben vorzugehen. Auch kann Dimethylsulfoxid bei Verbrennungen oder Sonnenbrand, aber auch Gefrierbrand eingesetzt werden.

Im Bereich der Haut gibt es nahezu keine Erkrankung beziehungsweise kein Beschwerdebild, welches nicht positiv auf DMSO anspricht.

Insektenstiche

Abgesehen davon, dass viele Menschen allergisch auf den Stich von Bienen, Wespen und Mücken reagieren, ist ein Insektenstich auch allgemein eine unangenehme Sache und wird in jedem Fall durch Schmerzen oder Juckreiz begleitet. Wie du mit Allergien umgehen kannst, habe ich bereits unter dem betreffenden Stichwort erklärt. Aber auch wenn du keine allergischen Reaktionen zeigst, kannst du mit DMSO Insektenstichen wirkungsvoll entgegnen. Die Konzentration der Lösung entscheidet sich nach der Körperregion, in der du gestochen wurdest.

Am Kopf und im Gesicht solltest du eine stark verdünnte Lösung von maximal 30 % DMSO-Anteil verwenden, während du am Oberkörper bis 50 % erhöhen kannst. Die Beine und Füße hingegen vertragen durchaus eine Konzentration von 60 – 80 %.

Lebererkrankungen

Die weitaus häufigsten und schwerwiegendsten Lebererkrankungen stellen die Hepatitis, die Fettleber und die Leberzirrhose dar. Die Leber sorgt, sofern sie gesund ist, für den Abbau der Stoffwechselabfälle und Giftstoffe, die wir unserem Körper zuführen. Sie ist quasi der „Superminister" unter den Organen, der, wenn erst Leberzellen zerstört sind, seine Arbeit nicht mehr vollständig verrichten kann. Der Arzt stellt dies bei einer Blutuntersuchung anhand der Leberwerte fest.

Ist eine Leberentzündung virusbedingt, handelt es sich um eine meldepflichtige Erkrankung. Hepatitis kann aber auch autoimmun entstehen, die häufigsten Ursachen sind Alkoholmissbrauch und Übergewicht beziehungsweise Überernährung. Frühzeitig erkannt besitzt die Leber die Eigenschaft, sich regenerieren zu können, und hier kann DMSO einen nicht unerheblichen Beitrag leisten. Bei Lebererkrankungen empfiehlt es sich, auf die Haut oder intravenös zu verabreichen, da eine Trinklösung die Leber vorübergehend noch weiter belasten könnte. Du kannst durchaus mit einer wässrigen Lösung von 0,1 Milliliter pro Kilogramm Körpergewicht beginnen und die Dosis dann langsam steigern.

Magen-Darm-Probleme

Bekannt für seine entzündungshemmende Wirkung zeigte DMSO besonders bei Colitis ulcerosa beträchtliche Erfolge. Bei dieser Erkrankung handelt es sich um einen chronisch-entzündlichen Befall des Dickdarms, der blutig-schleimige Durchfälle und Bauchkrämpfe verursacht. Betroffene müssen eine lebenslange, strenge Diät einhalten. Manchmal geht die Colitis ulcerosa einher mit Hautveränderungen und Augenentzündungen. Es wird allgemein vermutet, dass die Ursachen der Krankheit entweder genetisch bedingt sind oder auf wiederholte Entzündungen mit entsprechenden Erregern basiert.

Durch DMSO kann eine bessere Heilung im Zwölffingerdarm gefördert und die Wiederkehr von Entzündungen verhindert werden. Es schützt Patienten vor Verletzungen aufgrund stressbedingter, akuter Magenschleimhautentzündungen. Eine Gastritis kann sehr schnell zu einem chronischen Zustand werden und in der Folge Magengeschwüre verursachen. DMSO wird bei einer Gastritis zusammen mit Säurehämmern eingenommen, sodass es zu einer Regeneration der Schleimhaut kommen kann.

Restless-Legs-Syndrom

Beim Restless-Legs-Syndrom muss zwischen einer ererbten und einer erworbenen Form unterschieden werden. Die Patienten leiden unter einem unwiderstehlichen Bewegungsdrang der Beine und manchmal auch der Arme, wenn sie zur Ruhe kommen. Auch als „Nightwalker" bezeichnet, ist es für diese Menschen unmöglich, ruhig vor dem Fernseher, im Theater oder im Kino zu sitzen, sie beschreiben ihre Beschwerden als „Ameisenlaufen", Kribbeln unter der Haut der Waden und Unterarme oder sogar als Schmerzen.

Neuesten Forschungsergebnissen zufolge ist bei der erworbenen Form ein Gendefekt für die Erkrankung verantwortlich, der von Generation zu Generation weitergegeben wird, aber nicht immer zum Ausbruch kommen muss. Obwohl ungefähr 20 % der bundesdeutschen Bevölkerung betroffen sind, ist die Erkrankung noch weitestgehend unbekannt, auch bei den behandelnden Neurologen. Frauen scheinen öfter betroffen zu sein, als Männer, insbesondere bei Hormonumstellungen wie Schwangerschaft oder Menopause. Wer nicht nur temporär, sondern dauerhaft erkrankt, erfährt eine immense Einschränkung seiner Lebensqualität. Behandelt wird das Restless-Legs-Syndrom mit Levodopa, alternativ mit dopaminergen Substanzen, welche auch bei der Parkinson'schen Krankheit zum Einsatz kommen.

Der Nachteil dieser Medikamente liegt eindeutig in der sogenannten Augmentation, das heißt, dass die Dosis des Medikaments regelmäßig erhöht werden muss, da die Wirkung zu wünschen übrig lässt.

Das erworbene RLS kann eine Begleiterscheinung einer anderen Grunderkrankung darstellen, zum Beispiel einer Niereninsuffizienz. Viele Dialysepatienten berichten über unruhige Beine, im Übrigen ebenso wie Patienten mit Depression unter Verabreichung eines Antidepressivums. Hier werden die Beschwerden durch die Verabreichung des Medikamentes ausgelöst, man treibt quasi den Teufel mit dem Beelzebub aus, wie der Volksmund sagen würde.

Bevor man beginnt, das Restless-Legs-Syndrom mit DMSO zu behandeln, sollte man die Ursache erforschen. Manchmal reicht schon das Absetzen eines anderen Medikamentes, um die Beschwerden zu lindern beziehungsweise zu bekämpfen.

Bei der ererbten Form gilt es, weitere Parameter prüfen zu lassen. Der Eisenwert im Blut und insbesondere der Ferritinwert scheinen hier von Bedeutung zu sein, auch ein Magnesiummangel sollte vorher behandelt werden. Die Verabreichung von DMSO kann auf verschiedene Weise erfolgen. Zum einen oral mit einer ungefähr 70-prozentigen Lösung am Vormittag und am Nachmittag oder aber durch Besprühen oder Bepinseln der unteren Extremitäten. Die Behandlung sollte am Nachmittag abgeschlossen sein, da eine abendliche Anwendung durch die entwässernde Wirkung den Schlaf durch ständige Toilettengänge ebenfalls stören würde.

Schmerzen

Eine wahre Litanei von unterschiedlichen Schmerzzuständen belastet tagtäglich unseren Alltag. Ob Kopfschmerzen bis hin zur Migräne, Zahn- oder Rückenschmerzen, Schmerzen nach Operationen oder Regelschmerzen, wir greifen eher zu einer hart umworbenen Schmerztablette, statt uns auf eine natürliche Schmerzbekämpfung zu besinnen. Bei Kopfschmerzen beispielsweise kann es sein, dass zu wenig Flüssigkeit aufgenommen wurde. Trinkt man ein großes Glas Wasser, verschwindet der Kopfschmerz schnell von selbst. Aber auch anderen Schmerzen kann man ohne große Nebenwirkungen mit einfachen Hausmitteln begegnen.

DMSO eignet sich gleichermaßen für die Behandlung von akuten und chronischen Schmerzen, was darauf beruht, dass es die Reizleitungen hemmt und so die Weiterleitung des Schmerzsignals unterbricht. Trotzdem sollte man nicht wahllos hergehen und alle Arten von Schmerzen bekämpfen. Schmerz kann ein wichtiges Warnsignal des Körpers sein, dass irgendwo etwas nicht stimmt und einer Behandlung bedarf. Schmerzt beispielsweise ein Zahn, so kann ich durchaus den Schmerz unterdrücken oder gar bekämpfen, die Grunderkrankung, nämlich die Karies heile ich damit dennoch nicht, der Gang zum Zahnarzt wird mir nicht erspart werden.

Kopfschmerzen können, außer einem dringenden Flüssigkeitsbedarf auch Wirbelblockaden, Medikamentenunverträglichkeiten sowie Gefäßerkrankungen zum Ausdruck bringen. Ein Schmerzmittel allein kann da auf Dauer nicht hilfreich sein.

Aufgrund der vielfältigen Wirkweisen bietet DMSO hier ein reichhaltiges Anwendungsspektrum, zum Beispiel bei Sehnenentzündungen, Bandscheibenproblemen und anderen Schmerzzuständen. Je nach Schmerzbereich wird eine wässrige Lösung (siehe Kapitel 5) hergestellt, die entweder auf die Haut aufgetragen, getrunken oder intravenös verabreicht wird. Ohrenschmerzen oder ein Druckschmerz aufgrund einer Nasennebenhöhlenentzündung können gut lokal behandelt werden, indem man eine 25 bis 50-prozentige DMSO-Lösung zubereitet und in Nase oder Ohr einträufelt.

Sportverletzungen

Laut Statistiken der Unfallversicherungen ereignet sich jeder 9. Unfall bei der Ausübung einer Sportart. Dabei kommt es nicht darauf an, ob man Leistungs- oder Freizeitsportler ist. Rasche Richtungswechsel, ein falscher Schritt, und schon ist es passiert. Hier kann DMSO erfolgreich eingesetzt werden. In Kombination mit Alkohol und Wasser entsteht ein kühlender Effekt und Salben, mit DMSO angereichert, gelangen schneller in tiefes Gewebe. Frische Sportverletzungen wie

Prellungen, Verstauchungen und Zerrungen können mit einer DMSO-Lösung besprüht oder eingepinselt werden, um akute Schmerzen und Schwellungen zu lindern, beziehungsweise zu verhindern.

Aber gerade im Bereich der Sportverletzungen ist auch Vorsicht geboten. Durch eine allzu schnelle Schmerzfreiheit wird das Training oftmals zu früh wieder aufgenommen, was weitere Schädigungen durch Überlastung nach sich ziehen kann. Wer DMSO anwendet, sollte daher sehr achtsam sein und in sich hineinhorchen, damit eine Sportverletzung auch bei Schmerzfreiheit komplett abheilen kann.

Nehmen wir das Beispiel einer Achillessehnenentzündung, die sehr schmerzhaft ist und in den meisten Fällen durch eine Fehl- oder Überbelastung bedingt ist.

Hier bestreichst oder besprühst du die betroffene Stelle großflächig mit einer 75-prozentigen DMSO-Lösung, mindestens einmal täglich, in akuten Fällen bis zu dreimal am Tag. Achte darauf, dass du erst dann wieder deine Strümpfe oder Schuhe anziehst, wenn die Lösung vollständig eingezogen ist. Innerhalb kürzester Zeit sollte sich eine Verbesserung deiner Beschwerden einstellen. Ähnlich kannst du auch bei einer Gelenk- oder Schleimbeutelentzündung vorgehen.

Stärkung des gesamten Immunsystems

Jede Sekunde deines Lebens ist dein Körper allen möglichen Einflüssen von außen ausgesetzt. Um diese Einflüsse verarbeiten zu können, ist dein Immunsystem unermüdlich im Einsatz und schützt deinen Körper rund um die Uhr vor schädlichen Einwirkungen. Dabei verbünden sich unterschiedliche Zellen miteinander zum Beispiel für einen Kampf gegen das Eindringen freier Radikaler, Bakterien und Viren. Das funktioniert mal besser und mal schlechter. Da wir alle verschiedene Erkältungskrankheiten oder Magen-Darm-Infektionen durchlebt haben, finden wir hier einen Anhaltspunkt dafür, dass unser

Immunsystem nicht ganz zuverlässig arbeitet und die Krankheitserreger finden doch den Weg in unseren Körper.

DMSO kann hierbei sehr hilfreich sein. Die Schwefelsubstanz bindet freie Radikale, damit diese später über die Niere ausgeschieden werden können. Damit hilft es, die Zahl der schädlichen Bakterien im Körper so gering wie möglich zu halten, damit Sie das Immunsystem nicht noch weiter schwächen. Prophylaktisch täglich eingenommen hat die nächste Grippe gegen DMSO keine Chance.

Wundheilung

Wunden sind eine Barriereunterbrechung der äußeren Hautschichten, die durch Verletzungen, Verbrennungen oder Unfälle entstehen. Wunden können sich auch über einen längeren Zeitraum bilden, wie beispielsweise der Dekubitus. Verletzt man sich auf irgendeine Art und Weise, ist das erste Gebot, die Wunde zu desinfizieren.

Damit die Wunde anschließend schneller und komplikationsloser verheilt, stellst du eine 50 – 70-prozentige DMSO-Lösung her. Der gute Einfluss auf die allgemeine Wundheilung wird durch zahlreiche Fallbeispiele nachgewiesen: Bereits im Jahr 1975 konnte man im Rahmen einer Studie in Chile wissenschaftlich sichern, dass der Wundverschluss mit DMSO wesentlich schneller erfolgt, selbst bei Verbrennungen, infizierten Wunden oder Hautgeschwüren. Auch offene Wunden aufgrund fortgeschrittenen Diabetes konnten geheilt werden.

Achtes Kapitel: Ein besonders sensibles Thema: DMSO zur unterstützenden Krebstherapie

Wir alle wissen, wie schlecht die Heilungsquoten bei bösartigen Tumorerkrankungen trotz modernster medizinischer Voraussetzungen aussehen. Die Forschung nach einem geeigneten Mittel verschlingen Unsummen von staatlichen und privaten Geldern, ohne dass sie zu einem wirklichen Durchbruch gelangt. Nach einer rein schulmedizinischen Behandlung liegen die Überlebensraten noch immer im unteren einstelligen Bereich. Trotzdem überlassen wir uns nach einer Krebsdiagnose den konventionellen Behandlungsmethoden der Kliniken und nehmen ganz erhebliche Nebenwirkungen in Kauf. Selbst die allseits beliebte Apotheken-Umschau äußerte sich bereits kritisch zu konservativen Krebstherapien und hinterfragte deren Sinnhaftigkeit.

Bei Krebs handelt es sich um entartete Zellen, er fällt nicht einfach so vom Himmel und trifft wahllos die eine oder andere Person. Genetisch gesehen hat die Evolution den menschlichen Körper mit Gegenmitteln ausgestattet, nur so ist es zu erklären, dass nicht jeder Mensch unter den gleichen Umständen an Krebs erkrankt. Wenn es zu einer Zellveränderung kommt, sollten unsere Abwehrzellen dies erkennen, entsprechende Maßnahmen ergreifen und das vorprogrammierte Zerstörungsprozedere einleiten. Dies erledigen an sich die sogenannten Fress- oder Killerzellen, was aber beileibe nicht in jedem Fall funktioniert.

Ursächlich für eine Fehlfunktion sind offensichtlich ungünstige Stoffwechselverhältnisse wie Überernährung, Übersäuerung oder aber eine Virusinfektion, die aufgrund einer Minderleistung des Immunsystems nicht überwunden werden kann. Das unterstützt die These, dass die

Entstehung von Krebs sehr wohl etwas mit uns selbst zu tun hat und kein fremd bestimmtes Schicksal darstellt.

Ernährung, Giftstoffbelastung und ungünstige Lebensumstände spielen eine große Rolle. Es ist nur logisch, einer derartigen Erkrankung mit einer Entlastung des Körpers bei gleichzeitiger Stärkung des Immunsystems, zu begegnen. Stattdessen reagiert die Schulmedizin mit einer weiteren Belastung, nämlich mit immun schwächenden Chemotherapie- und Strahlentherapien, ein Widerspruch in sich. Viele Betroffene würden gerne den Weg einer alternativen Behandlungsmethode wählen, trauen sich aber nicht, die schulmedizinischen Angebote endgültig abzulehnen, da sie permanent Angst einflößenden Argumenten ausgesetzt sind.

Dabei existieren ausreichend Berichte über Patienten, die eine vollständige Heilung erfahren haben, und zwar im Bereich des Brustkrebses, Darmkrebses, Bauchspeicheldrüsenkrebses, Lungenkrebses, Hautkrebses und vieler weiterer sogenannter bösartiger Tumorerkrankungen.

DMSO kann sowohl allein, als auch in Kombination mit anderen Präparaten zur Behandlung einer Krebserkrankung eingesetzt werden. Seine schützende und regenerierende Wirkung auf die Zellen zeigt sich in einer erstaunlich raschen Verbesserung des Allgemeinzustandes des Patienten. Das Immunsystem wird gestärkt und die natürliche Entgiftung des Körpers unterstützt. Optimiert wird dieser Vorgang durch die gleichzeitige Gabe von beispielsweise MMS oder eines zellreparierenden Mittels wie Procain. Die Dosis und Konzentration entspricht dabei weitestgehend der Beschreibung in Kapitel 5.

Verifizierte Patientengeschichten zeigen auf, dass DMSO in der alternativen Krebsbehandlung einen hohen Stellenwert einnimmt. Zusammen mit anderen Substanzen und unter Änderung des Lebensstils geben sie weit mehr Hoffnung, als das, was das konventionelle Gesundheitssystem in der Lage ist, zu leisten. An erster Stelle steht dabei der Wille des Patienten, sich für einen organischen Behandlungsweg zu entscheiden, der seine Selbstheilungskräfte stärkt und nicht schwächt.

Neuntes Kapitel: Risiken und Nebenwirkungen

Da die Therapien mit DMSO als besonders unkompliziert und einfach gelten, werden sie mehr und mehr in die Allgemeinmedizin integriert. Dennoch darf man nicht vergessen, dass Dimethylsulfoxid eine Art Zellgift darstellt und entsprechend gewisse toxikologische Wirkungen entfalten kann. Bei korrekter Anwendung und vorschriftsmäßiger Dosierung brauchst du dir als Anwender aber keine Sorgen zu machen. DMSO wird im Allgemeinen gut vertragen, trotzdem kann es zu gewissen Nebenwirkungen kommen, wie beispielsweise Hautreizungen, Ausschläge, allergische Reaktionen, Schwindel, Kopfschmerzen, Übelkeit und Erbrechen.

Außerdem kann sich die Taxieigenschaft von DMSO ebenso negativ auswirken, wie positiv. Denn außer den gewünschten medikamentösen Substanzen können auch unerwünschte Stoffe mit in die Zellen geleitet werden, zum Beispiel Farbstoffe, wenn du zu früh deine Kleidung wieder anziehst, aber auch Bakterien, wenn deine Haut verunreinigt ist. Aus diesem Grund empfehlen viele Experten eine Kombination mit Natriumchlorit, dem bereits bekannten MMS, welches sich zur Desinfektion des zu behandelnden Hautareals eignen soll. Du trägst zunächst das MMS auf die zu behandelnde Stelle auf, lässt es einige Sekunden einwirken und tupfst es anschließend mit einem sauberen Tuch wieder ab.

Außerdem solltest du vorsichtig sein, wenn du eine Überempfindlichkeit gegen DMSO bei dir feststellst. Probieren geht auch hier über Studieren, so können die von mir gegebenen Dosierungsempfehlungen für dich zu gering oder zu viel sein. Sie sind eben Richtwerte, die du für dich ausprobieren musst. Schwangere, Stillende und Kinder bis zu zehn Jahren sollten besser nicht mit DMSO behandelt werden.

Wenn du die folgenden Regeln beachtest, dürfte es für dich im Umgang mit DMSO keinerlei Probleme geben.

- DMSO auf der Haut angewendet sollte immer nur aufgetupft, nie eingerieben werden und sollte mindestens zwanzig Minuten in die Haut einziehen. Ist die Haut dann noch nicht vollständig getrocknet, kannst du den Rest mit einem sauberen weißen Tuch (du weißt, die Farbstoffe …) vorsichtig abwischen.

- Lagere dein DMSO bei Raumtemperatur. Bei unter 18,5 Grad Celsius verfestigt es sich und du musst es erst wieder im Wasserbad erwärmen, bevor du es einsetzen kannst.

- DMSO wird nur in den allerseltensten Fällen unverdünnt angewendet. Auch als reinste Lösung eingekauft, wird es immer mit Wasser oder einer geeigneten Salbe verdünnt. Ausnahmen sind Warzen, Aphten, Nagelpilz oder Herpesbläschen. In den Fällen kannst du die Lösung auch unverdünnt aber sehr vorsichtig mit einem Wattestäbchen auf die betroffene Stelle tupfen.

- Bringe dein DMSO nicht in Kontakt mit Kunststoff oder anderen, nicht natürlichen Materialien. Es könnte zu Wechselwirkungen kommen, zu Flecken und Verfärbungen. Ein sehr großes Problem stellt das Herauslösen von Weichmachern aus Plastik, Farben und Lacken dar. Achte darauf, dass deine Haut frei von Kosmetika ist. Alle diese Stoffe haben in deinem Körper nichts zu suchen, würden aber aufgrund der Taxifunktion mit in die Zellen transportiert.

- Lass dich nicht von dem Geruch irritieren. Er ist völlig normal und verfliegt auch nach einiger Zeit wieder.

- DMSO ist, obwohl frei verkäuflich ein ernst zu nehmendes Pharmazeutikum. Daher solltest du immer vorsichtig damit umgehen und nicht auf fahrlässige Art und Weise deinen Körper als Versuchs- und Experimentierobjekt missbrauchen. Beginne daher immer mit einer geringen Dosierung.

- In den allermeisten Fällen wird DMSO mit wässrigen Substanzen verdünnt. Hierzu eignet sich (destilliertes) Wasser, Meerwasser oder Magnesiumchlorid, welches als anerkanntes Nahrungsergänzungsmittel noch weitere positive Gesundheitsaspekte mit sich bringt.

Zehntes Kapitel: DMSO in der Veterinärmedizin

Was dem Menschen hilft, kann dem Tier in aller Regel nicht schaden. Daher gelten alle Angaben zu Dosierung sowie Anwendungsgebiete und –arten auch für Säugetiere. Man kann die Menge sogar etwas erhöhen, da man davon ausgehen kann, dass das Tier eine Trinklösung nicht komplett austrinkt und eine aufgebrachte Salbe sicherlich teilweise abstreift.

Da Tierhaut in der Regel mit Haaren oder Fell bewachsen ist, benötigt man für die äußerliche Anwendung einen Pinsel mit harten Borsten, damit der Wirkstoff tatsächlich bis zur Haut vordringt und nicht im Fell hängen bleibt und ein vollständiges Einmassieren möglich ist. Die DMSO-Lösung bleibt im Übrigen wesentlich länger haften, wenn man sie statt mit Wasser mit Aloe-Vera-Gel verdünnt. Die prozentuale Aufteilung bleibt die Gleiche.

Insbesondere Erkrankungen des Bewegungsapparates sprechen auf die Behandlung mit DMSO bei Tieren gut an und werden speziell im Bereich der Gliedmaßen in einer 70- bis 75-prozentigen Konzentration immer öfter eingesetzt. Es lassen sich so insbesondere entzündete Gelenke, Verletzungen, Schwellungen und Überlastungen des Bewegungsapparates zunächst in Eigenregie behandeln, bevor man tatsächlich einen Tierarzt zurate ziehen muss.

Für die Anwendung als Nasen-, Ohren- oder Augentropfen gelten die gleichen Anweisungen, wie beim Menschen: Die Lösung sollte nicht über 0,1 % liegen und mit sterilem Wasser zubereitet sein.

Eine 50- bis 80-prozentige Lösung bietet sich an, wenn man direkt Wunden, Geschwüre oder Fisteln auswaschen möchte.

Im Übrigen existieren in der Veterinärmedizin zur äußerlichen Anwendung bereits verschiedene fertige Arzneimittel, die DMSO enthalten. Dabei handelt es sich meistens um Rezepturen, die Kortison oder ein Antibiotikum enthalten. Das enthaltene DMSO soll dafür sorgen, den Wirkstoff an die richtige Stelle zu bringen. Sprich deinen Tierarzt eventuell einmal auf diese Möglichkeit an.

Ich rate sowieso immer dazu, einen möglichen Einsatz von DMSO vorher mit dem Tierarzt abzustimmen, da der Wirkstoff bei Tieren, ebenso wie beim Menschen, vielfältige Wechselwirkungen mit anderen Medikamenten haben kann.

Natürlich ist auch eine innerliche Anwendung bei Tieren möglich, genauso, wie bei Menschen und bei exakt den gleichen Beschwerden. Da der Geschmack aber recht seltsam ist und Tiere nicht mit der notwendigen Einsicht reagieren können, wird es schwierig werden, DMSO oral zu verabreichen.

Hier heißt es kreativ zu werden, und das Haus- oder Nutztier zu überlisten. Eine länger andauernde Fütterung ausschließlich mit Trockenfutter könnte das Tier aufgrund des entstehenden Durstes möglicherweise dazu verleiten, das Wasser zu trinken, auch wenn es etwas komisch schmeckt. Das funktioniert jedoch nur bei Tieren, die im Haus oder Stall gehalten werden und keinen Auslauf haben.

Freiläufer lassen sich selten etwas vorschreiben. Bei ihnen braucht man wahrscheinlich etwas mehr Geduld oder man probiert statt des puren Wassers eine beliebte Geschmacksrichtung. Bei Katzen mag das eventuell gut mit Milch oder Sahne funktionieren, der Zweck heiligt dabei die Mittel.

Die Dosierung richtet sich auch hier zumindest annähernd nach dem Gewicht des Tieres, wobei 0,5 Milligramm pro Kilogramm Körpergewicht vollkommen unbedenklich sind.

Infusionen für Tiere sind mit Abstand die sichersten Anwendungsmethoden, zu Hause aber schwer bis gar nicht durchführbar. Hier sollte man tatsächlich auf die Erfahrung seines Tierarztes vertrauen.

Die weitaus meisten Erfahrungswerte von Tierbesitzern sind für Pferde verfügbar, weshalb ich einen kurzen Blick auf dieses Tier werfen möchte.

Bei Pferden ist der Einsatz von DMSO auch für Tierärzte mittlerweile schon fast an der Tagesordnung. Insbesondere die antientzündlichen und abschwellenden Eigenschaften werden häufig geschätzt, um ein Tier, beispielsweise mit Wirbelhirntraumata, zu behandeln. Außerdem durchdringt es die Haut eines Pferdes schnell genug, um eine sofortige Hilfe zu gewährleisten. Auch Arthritis sowie eine eingeschränkte Bewegungsfunktion bei älteren Tieren spricht auf eine DMSO-Therapie hervorragend an.

Der einzige Wermutstropfen ist der bisweilen wirklich unangenehme Geruch. Im Gegensatz zum Menschen hat ein Pferd eine wesentlich größere Hautfläche, aus deren Poren innerhalb kürzester Zeit die Ausdünstungen an die Umgebung abgesondert werden. Diese Tatsache muss man bei der Behandlung von DMSO einfach in Kauf nehmen.

Die Wirkung ist die Gleiche, wie beim Menschen: antientzündlich und antioxidativ.

Letztendlich muss der Tierarzt lediglich die Haut des Pferdes mit etwas DMSO besprühen und kann damit andere antibiotische und entzündungshemmende Mittel direkt verabreichen. Selbst allein verwendet wirkt DMSO schon sehr effektiv, da es, wie beim Menschen, freie Radikale im Organismus des Tieres bekämpft. Ist das Gewebe des Tieres bereits geschädigt oder sogar zerfallen, werden Verletzungen erheblich verschlimmert, da freie Radikale ungehindert eindringen können. Da durch DMSO der Anteil von freien Radikalen radikal gesenkt wird, hilft es, nicht zuletzt durch die entstehende Schwefelverbindung, neues Zellgewebe aufzubauen und den Heilungsprozess zu beschleunigen.

Sollte das Pferd mit Hautirritationen reagieren, was übrigens äußerst selten vorkommt, beispielsweise mit trockener Haut oder Pusteln, sollte man die Behandlung unterbrechen und die Reste der Lösung mit warmem Wasser, gegebenenfalls unter Verwendung einer milden Seife abspülen. Da bislang noch keine Langzeiterfahrungen vorliegen, sollte die Behandlung unbedingt durch einen Tierarzt begleitet und beobachtet werden.

Wichtig ist auch, nach einem frischen Unfall die Verletzung zunächst zu kühlen, bevor man das DMSO aufträgt. Du weißt, dass sich DMSO in Verbindung mit Wasser zunächst erwärmt, was zu einer stärkeren Schwellung führen kann, da der Blutfluss angeregt wird.

DMSO gehört niemals auf eine offene Wunde, weder beim Menschen noch beim Tier.

In aller Regel wird DMSO bei Tieren als Kombination mit anderen entzündungshemmenden Mitteln äußerlich angewendet, um Schwellungen schneller abklingen zu lassen, und das Muskelgewebe effektiv zu regenerieren. Wenn die Verletzung jedoch zu tief ist, ist eine intravenöse Mischung kombiniert mit entzündungshemmenden Mitteln oder Antibiotika angezeigt.

Bei schweren Schmerzzuständen kann DMSO auch bei Tieren mit Procain gemischt werden. Dieses Gemisch wird dann lokal an die schmerzende Stelle gespritzt und wirkt stark analgetisch, das heißt, die Stelle ist lokal betäubt und das Tier verspürt weniger bis gar keine Schmerzen mehr.

Anhang:

Dosierungsübersicht

Da es mir wichtig erscheint, möchte ich eine Zusammenfassung der einzelnen Dosierungsmöglichkeiten noch einmal an das Ende dieses Buches stellen, damit du innerhalb der Kapitel nicht lange suchen musst, um die richtige Kombination zu finden. Die Mengenangaben beziehen sich auf reines DMSO, welches nach dem Europäischen Arzneibuch einen Gehalt von 99,8 % enthält. Wenn du im Internet einkaufst, musst du darauf achten, in welcher Konzentration das DMSO angeboten wird.

Äußere Anwendung direkt auf der Haut

Bei der äußeren Anwendung verwendet man **niemals** reines DMSO, sondern immer eine wässrige Lösung in geeigneter Konzentration.

Füße/Beine:	60 – 80 %
Oberkörper/Arme:	40 – 70 %
Hals/Kopf/Gesicht:	35 – 50 %
Tropfen für Nase und Ohren:	15 – 20 % **in destilliertem Wasser**
Offene Stellen/Wunden:	30 – 60 % **in destilliertem Wasser**
Warzen:	80 – 90 % **mit Wattestäbchen auftupfen**
Augentropfen:	0,5 % **in sterilem, isotonischen Wasser**

Innere Anwendung

Die einfachste Anwendungsmöglichkeit ist das Trinken einer stark verdünnten DMSO-Lösung. Einmal täglich in der gewünschten Menge angemischt reicht hier vollkommen aus.

Auch oral darfst du DMSO **niemals** unverdünnt trinken. Mische es ausreichend mit Wasser, Saft oder kaltem Tee. Die Menge richtet sich nach dem individuellen Gewicht und liegt bei 0,05 bis 0,1 Milliliter pro Kilogramm. Zum Abmessen eignet sich ein Teelöffel, der gefüllt ungefähr drei Milliliter enthält. Mit dieser Dosierung solltest du im Übrigen beginnen, wenn du eine Behandlung mit DMSO ausprobierst. Verträgst du das Gemisch gut, kannst du die Dosis steigern.

Nachwort

Derzeit erlebt DMSO einen wahren Boom als frei verkäufliches und sehr effektives Therapiemittel gegen vielerlei Beschwerden. Bereits seit vielen Jahren in der alternativen Medizin verwendet aber quasi als Geheimmittel streng gehütet, gehen mittlerweile immer mehr Menschen dazu über, DMSO im Internet zu bestellen und die Wirkung an sich selbst auszuprobieren. Man kann selbstverständlich darüber diskutieren, was man unter einer Nebenwirkung verstehen mag oder ob man lediglich von einer unerwünschten Wirkung sprechen sollte.

Ärzte äußern häufig, dass jedes Medikament, welches eine Wirkung entfaltet, auch eine Nebenwirkung hat. Die Beipackzettel sind voll davon, sodass man sich bei manchen Wirkstoffen wirklich fragt, ob man eine Einnahme tatsächlich wagen kann.

Beim Einsatz von DMSO würde ich weniger von einer Nebenwirkung, sondern eher von einer Begleiterscheinung sprechen. Korrekt angewendet ist die Einnahme zu nahezu 100 % sicher und entfaltet keinerlei unerwünschte Wirkungen.

Wir haben es allerdings mit einer Flüssigkeit zu tun, die etwas bitter schmeckt und auch zu unangenehmen Körperausdünstungen führen kann. Unangenehm allerdings nur für die anderen, du selbst bemerkst davon nichts.

Die wichtigste Botschaft dieses Buches ist: Lass dir von niemandem einreden, deine Krankheit sei unheilbar, auch wenn der Verlauf chronisch und schwerwiegend ist.

DMSO kann sehr viel Positives bewirken. Was diese traditionelle Heilmethode alles bewirken kann, hast du auf den vorangestellten

Seiten gelesen und ich hoffe, ich konnte dich überzeugen, welch Tausendsassa uns zur Verfügung steht, wenn wir nur wollen.

Du bist nun mit allen wichtigen Informationen ausgestattet, die dir helfen sollen, zu entscheiden, ob du selbst DMSO ausprobieren möchtest oder nicht.

Impressum

Biohacking Academy wird vertreten durch:

Instyle Supply and Control Limited

20th Floor, Central Tower, 28

Queen's Road, Central, HK

Coverbilder

[creativelog] | [Fiverr]

Haftung für externe Links

Das Buch enthält Links zu externen Webseiten Dritter, auf deren Inhalt der Autor keinen Einfluss hat. Deshalb kann für die Inhalte externer Inhalte keine Gewähr übernommen werden. Für die Inhalte der verlinkten Webseiten ist der jeweilige Anbieter oder Betreiber der Webseite verantwortlich. Die verlinkten Seiten wurden zum Zeitpunkt der Verlinkung auf mögliche Rechtsverstöße überprüft. Rechtswidrige Inhalte waren zum Zeitpunkt der Verlinkung nicht erkennbar. Eine permanente inhaltliche Kontrolle der verlinkten Webseiten ist jedoch ohne konkrete Anhaltspunkte einer Rechtsverletzung nicht zumutbar. Bei Bekanntwerden von Rechtsverletzungen werden derartige Links umgehend entfernt.

www.ingramcontent.com/pod-product-compliance
Lightning Source LLC
Chambersburg PA
CBHW071237220526
45468CB00002B/886